JÜRGEN SCHUSTER | DR. MED. SUSANNE KÜMMERLE

Der Schlaftrainer

4 Schritte zu gutem Schlaf

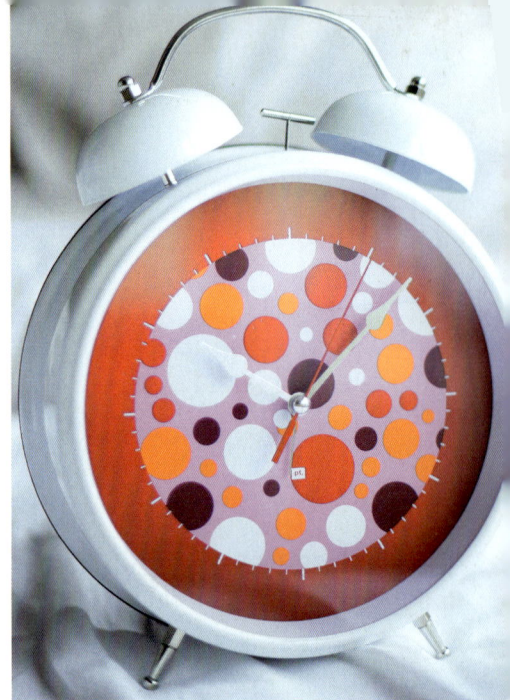

THEORIE

PRAXIS

SERVICE

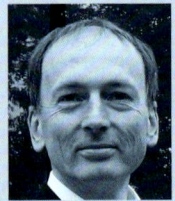

Jürgen Schuster ist als Trainer, Referent und Coach für gesundheitliche Prävention mit den Schwerpunkten Schlaf, Stress und Resilienz im deutschsprachigen Raum aktiv. Nach 20 erfolgreichen Jahren in der Industrie beschloss er 2003, sein Leben von Grund auf zu ändern, absolvierte ein Studium zum Präventologen® sowie eine Ausbildung zum potenzialorientierten Coach. In den letzten Jahren spezialisierte er sich auf Schlaf und Schlafdefizite, veranstaltet dazu Seminare in Unternehmen und berät Manager und Privatpersonen. Jürgen Schuster hält sich fit und geerdet mit TaeKwonDo.

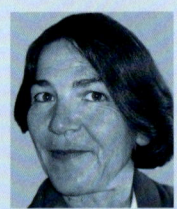

Dr. med. Susanne Kümmerle hat Humanmedizin studiert. Sie ist seit 25 Jahren in der Rehabilitationsmedizin an einer orthopädischen Fachklinik in Bayern tätig. Ihre Schwerpunkte sind ganzheitliche Medizin, Naturheilverfahren und Psychosomatik. Seit etwa zehn Jahren beschäftigt sie sich mit der Gesundheitsbildung und Gesundheitsvorsorge für alle Altersgruppen und hält dazu deutschlandweit Vorträge. Daraus entstand 2005 der Ratgeber »Mit Genuss gesund alt werden – warum Verzicht nicht alles ist«.

EIN WORT ZUVOR

Stellen Sie sich vor, es gäbe ein Mittel, das Ihr Leben deutlich verlängern kann. Ein Medikament, das über Nacht Ihr Immunsystem stärkt, Beschwerden lindert, Wunden heilt und überflüssige Pölsterchen schmelzen lässt, dabei noch Ihr Gedächtnis sortiert und dafür sorgt, dass Sie besser mit stressigen Alltagsanforderungen klarkommen, gelassen und konzentriert, fit und leistungsfähig sind. Würden Sie nicht sofort zu Ihrem Hausarzt oder in die nächste Apotheke eilen, um in den Besitz dieses Wundermittels zu kommen? Da Sie dieses Buch in den Händen halten, ahnen Sie schon, dass diese »Wunderdroge« tatsächlich existiert. Es handelt sich um nicht mehr und nicht weniger als um Ihren eigenen gesunden und tiefen Schlaf, der all diese positiven Veränderungen bewirkt – Nacht für Nacht und garantiert ohne Nebenwirkungen!
Seit der Erfindung der Glühbirne durch Thomas Alva Edison, der Zeit seines Lebens übrigens mit extrem wenig Schlaf auskam und dank seiner Erfindung nun die Nacht zum Tage machen konnte, sank das Image des Schlafes. Schlafen war etwas für Faulpelze und Leistungsverweigerer. Der Schlaf- und der Gehirnforschung sei Dank, verliert der Schlaf sein verschlafenes Image. Schlafstörungen sind längst als ernst zu nehmende Gesundheits- und Unfallrisiken entlarvt. Der aktuellen Schlafforschung zufolge dürfen – nein, sollen – wir ein Drittel unserer Lebenszeit verschlafen, um fit, leistungsfähig, kreativ, gesund und lange jung zu bleiben.
In diesem Buch erfahren Sie deshalb nicht nur, was während des Schlafs im Körper passiert, sondern auch, wie Sie mit unserem vielfach erfolgreich erprobten Schlaftraining (wieder) zu einer guten, tiefen und erholsamen Nachtruhe kommen können.
Und nun: Schlafen Sie gut!

Jürgen Schuster
Dr. med. Susanne Kümmerle

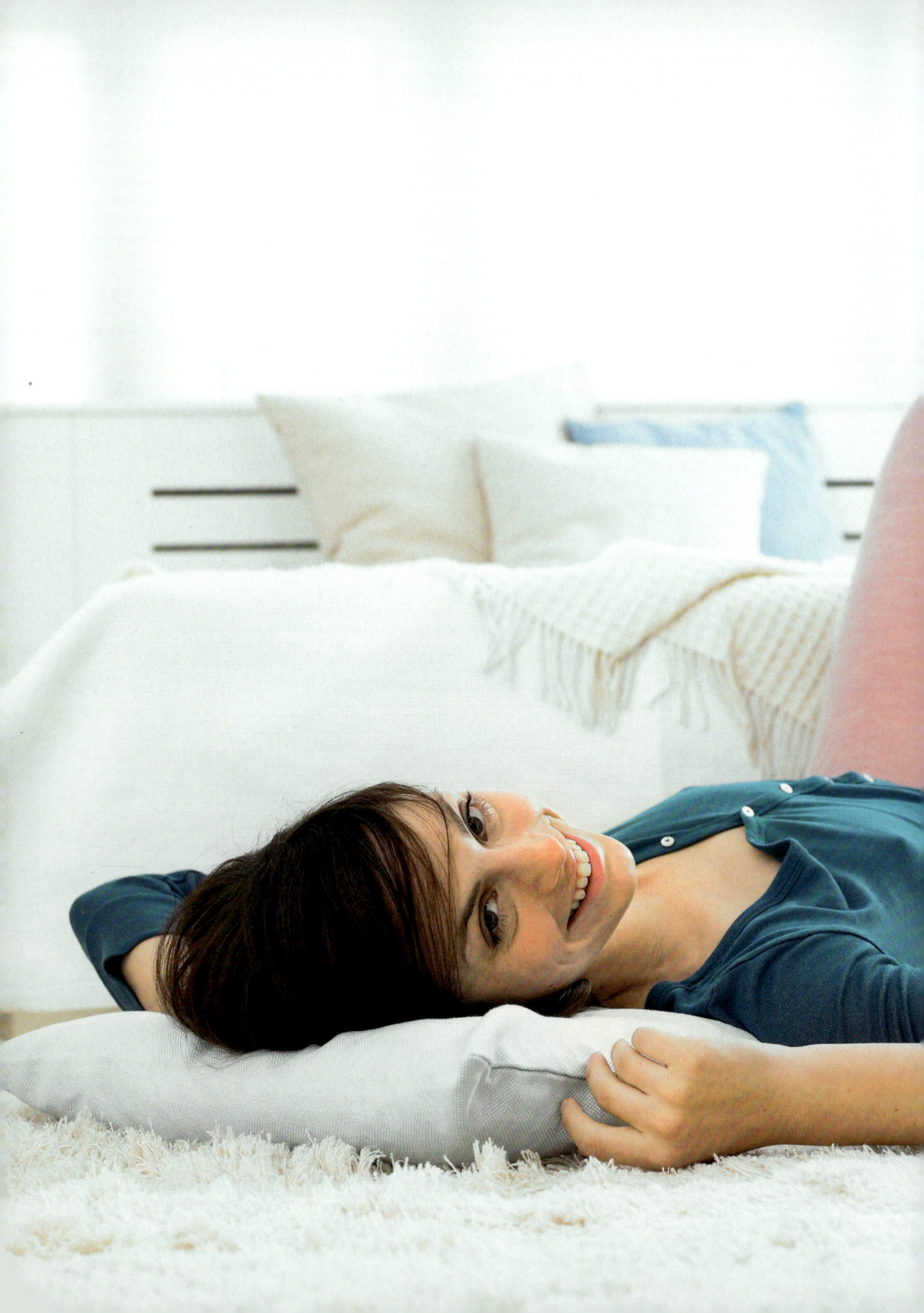

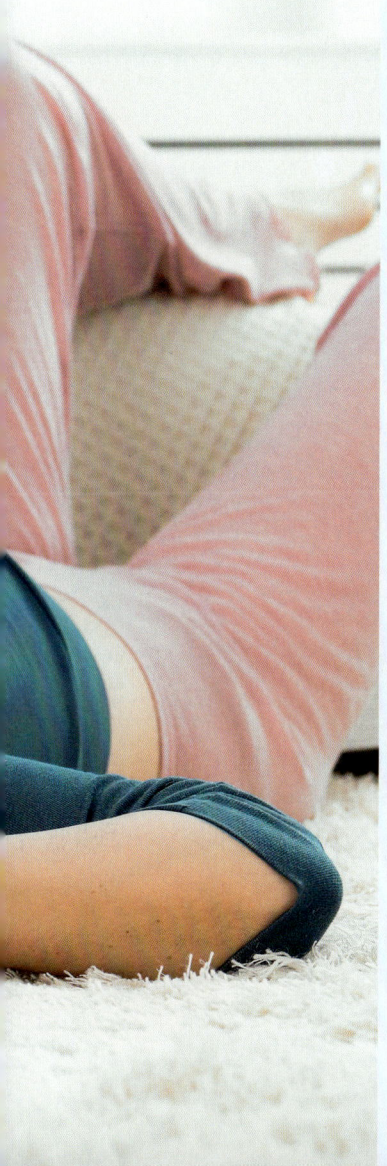

GUT SCHLAFEN, BESSER LEBEN

Wer gut und ausreichend schläft, lebt gesünder, bleibt auch bei Stress gelassen und lebt sicherer. In diesem Kapitel erfahren Sie, warum Schlaf so wichtig für Körper und Seele ist.

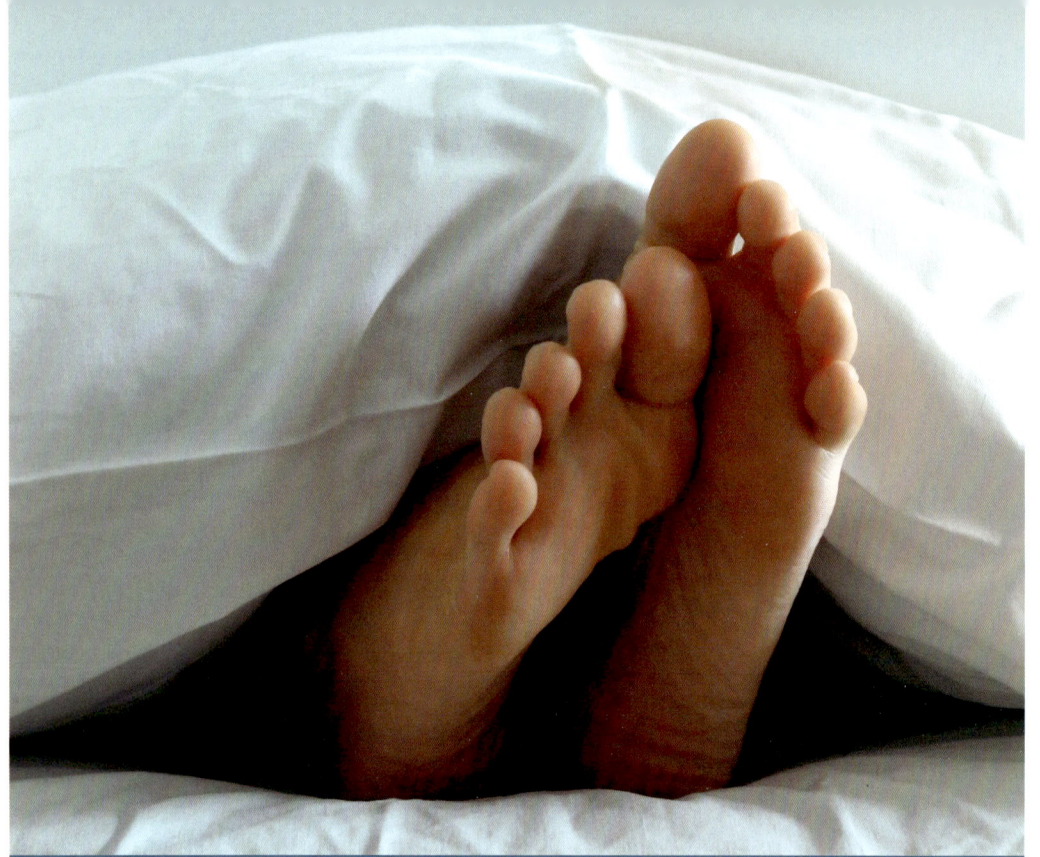

Warum wir schlafen müssen

Welchen enormen Einfluss Schlaf auf unseren Alltag hat, wird uns oft erst klar, wenn es mit dem Ein- und Durchschlafen längere Zeit nicht so funktioniert, wie es eigentlich sollte. Denn erst aufgrund von akutem Schlafmangel spürt so mancher, dass Ausruhen, Nichtstun und Träumen eng mit unserem Wohlbefinden zusammenhängen. Dabei ist die Nachtruhe keineswegs eine passiv-entspannte Angelegenheit. Schlafforscher nennen den Schlaf sogar einen »hochdynamischen Vorgang«.

Guter Schlaf ist lebenswichtig

Tatsächlich »feuern« in den unterschiedlichen Schlafphasen unsere Nervenzellen im Gehirn fast ebenso schnell wie im Wachzustand. Heute weiß man, was im Schlaf in unserem Gehirn passiert, welche Regenerationsprozesse im Körper stattfinden, dass chronischer Schlafmangel krank und sogar dick machen und verantwortlich für Unfälle mit teilweise katastrophalen Folgen sein kann. Der Super-GAU im Atomreaktor von Tschernobyl im April 1986 oder das Tankerunglück vor Alaska im März 1989, das zu einer furchtbaren Umweltkatastrophe führte, werden auf Fehler von völlig übermüdetem Personal zurückgeführt.

Der Selbstversuch eines kühnen Reporters des deutschen Magazins *Neon* führte nach 83 schlaflosen Stunden zum Aussehen eines Zombies, zu entzündeten Augen, Konzentrations-, Kommunikations- und zu Wahrnehmungsproblemen. Das Experiment zeigt, dass es zwar dauert, bis die Organe abschalten und der Körper kapituliert. Doch nach einer gewissen Zeit wird Schlafentzug zu einer extrem gefährlichen, wenn nicht gar tödlichen Angelegenheit. Ein Grund, weshalb die Natur den Sekundenschlaf in unseren Genen als Überlebensprogramm verankert hat. Am Steuer eines Fahrzeugs oder in einer Kommandozentrale kann diese kurze Ruhepause allerdings fatale Auswirkungen haben.

Vitalbedürfnis Schlaf

Der US-amerikanische Schlafpionier William C. Dement behauptet, dass 90 Prozent unserer Gesundheit vom Schlaf abhängig sind. Schlaf gehört damit ebenso zu den Grundbedürfnissen des Menschen wie Essen und Trinken. Sie können eine begrenzte Zeit fasten und sogar ohne Flüssigkeit auskommen, aber eben nur eine begrenzte Zeit. Genauso verhält es sich mit dem Schlaf, wobei in der Ruhephase weit mehr passiert, als den meisten Menschen bewusst ist. Viele Arbeitnehmer mit Entscheidungsfunktionen und großen Verantwortungsbereichen, wie etwa Ärzte, Piloten oder Topmanager, erkennen oft selbst nicht, dass für nachlassende Leistungen Schlafmangel verantwortlich ist. Die Folge: immer noch längere Arbeitszeiten bei verkürzten Ruhephasen.

SCHLAFFORSCHUNG ALS WISSENSCHAFT

Die Schlafforschung befasst sich mit dem Verhalten und den Vorgängen während des Schlafs. Sie ist eine relativ junge Wissenschaft innerhalb der Medizin und hat sich Mitte des letzten Jahrhunderts etabliert.

Weltweit sollen die Schäden, die durch Müdigkeit am Arbeitsplatz verursacht wurden, 300 Milliarden Euro betragen. Lebenslange Behinderungen oder gar Leben von Menschen, durch mangelnden Schlaf aufs Spiel gesetzt, können ohnehin nicht beziffert werden. Deshalb fordert ein Schlafforscher der Harvard-Universität sogar Schlafrichtlinien für Unternehmen.

Schon wach oder noch müde?

Während die Folgen von Schlafdefiziten auf Körper und Seele hinlänglich bekannt sind, kann kein Schlafforscher bis heute mit Gewissheit sagen, warum der Mensch schlafen muss. An Mutmaßungen zu diesem Thema mangelt es allerdings nicht. Sicher ist nur, dass viele Gehirnregionen am Schlafgeschehen beteiligt sind und von unserer inneren Uhr bestimmt werden.

Im Takt der inneren Uhr

DER RHYTHMUS VON TAG UND NACHT
Der zirkadiane Rhythmus (aus dem Lateinischen: circa = ungefähr, dies = Tag) steuert in unserem Organismus viele Körperfunktionen in einem steten Auf und Ab im Rhythmus von Tag und Nacht. Dabei ist natürliches Tageslicht der wichtigste Stellmechanismus unserer inneren Uhr.

Charles Czeisler, ein bedeutender US-amerikanischer Schlafforscher, war der Erste, dem der Beweis gelang, dass (Tages-)Licht den Tag- und Nachtrhythmus beeinflusst und dass die innere Uhr bei den meisten Menschen in einem Tageszyklus von etwas mehr als 24 Stunden tickt. Damit gibt der Wechsel von Tag und Nacht den Lebensrhythmus vor. Er wirkt zusammen mit einem biologischen Mechanismus, der sich im Zwischenhirn befindet. Das kleine Areal, unter dem sich die Sehnerven kreuzen, ist der sogenannte suprachiasmatische Nukleus (kurz SCN). Dieser ist insofern von Bedeutung, als wir über die Augen starkes oder schwaches Licht aufnehmen, je nach Tageszeit. Dieses (Licht-) Signal landet im SCN, der je nach Einfall den körperlichen Ruhe- und Aktivitätszyklus, die Hormonausschüttung sowie die Periodik unserer Körpertemperatur steuert. Dazu schicken die Nervenzellen des SCN ihrerseits Signale an andere Gehirnregionen, die wiederum Nervenreize oder Hormone durch den Körper weiterleiten und so die Funktionen aller Organe steuern.
Eine wichtige Rolle spielen beim Tag-Nacht-Rhythmus die körpereigenen Botenstoffe Melatonin für die Nachtruhe und Serotonin für Antrieb und gute Laune am Tag.

Melatonin für guten Schlaf

Um gut schlafen zu können, schüttet die Zirbeldrüse im Gehirn mit einbrechender Dunkelheit das Hormon Melatonin aus. Dieser Botenstoff gilt als das sogenannte »Schlüsselhormon« der inneren Uhr. Es signalisiert im Körper, dass jetzt Schlafenszeit ist und der Stoffwechsel auf Regeneration umschaltet. Melatonin sorgt dafür, dass wir durchschlafen können. Wenn es wieder hell wird, stoppt die Zirbeldrüse die Melatoninproduktion, und das Hormon wird abgebaut. Im Winter bleibt der Körper quasi länger im Nachtmodus (es wird viel später hell). Deshalb wird man morgens ohne Wecker auch nicht so richtig wach.

Serotonin für Schwung in den Tag

Um wach in den Tag starten zu können, kommt der Gegenspieler des Melatonins ins Spiel: das Serotonin, das durch den Einfluss von Licht produziert wird. Dieser Botenstoff bringt den Stoffwechsel in Schwung und sorgt für gute Laune und Antrieb. Verstärkt wird die Serotoninproduktion, wenn Sie sich tagsüber – am besten mittags, denn da ist die Sonneneinstrahlung am höchsten – mindestens eine halbe Stunde lang bewegen. Je mehr Serotonin tagsüber produziert wird, desto besser funktioniert die hormonelle Gegensteuerung nachts durch das Melatonin. Denn aus Serotonin wird Melatonin gebildet. Wenn Sie also tagsüber fit und abends rechtschaffen müde sein möchten, ist ein ausgeglichener Melatonin- und Serotoninspiegel nötig.

Häufig reagiert der Körper auf den Mangel am natürlichen Gute-Laune-Hormon mit Heißhungerattacken auf Süßes. Denn auch damit wird die Serotoninproduktion unterstützt. Allerdings hält das Wachgefühl nach dem Verzehr von Süßem oft nur kurzzeitig an. Besser also: sich tagsüber regelmäßig an der frischen Luft zu bewegen und zur richtigen Zeit vernünftig zu ernähren.

In Morpheus Armen

Im Schlaf werden bestimmte Körperfunktionen heruntergefahren, andere dagegen arbeiten auf vollen Touren: Blutdruck und Puls sinken, Stoffwechselfunktionen und Körpertemperatur wer-

MELATONIN, EIN ANTI-AGING-HORMON?

Bei Versuchen mit Tieren wurde festgestellt, dass Melatonin lebensverlängernd wirkt. Dies hat ihm den Ruf eines »Anti-Aging-Hormons« eingebracht. Allerdings zeigten sich auch Nebenwirkungen wie etwa Schläfrigkeit. In Deutschland darf Melatonin als Wirkstoff nur auf Rezept verkauft werden.

DER SCHLAF IN DER MYTHOLOGIE
Wie eng Bewusstseins- oder Unbewusstseinszustände zusammenhängen, wussten bereits die alten Griechen. Griechische Dichter widmeten dem Schlaf und seinen Verwandten daher eine ganze Familie, bestehend aus den Brüdern Thanatos und Hypnos (der Erste ist zuständig für den Tod, der Zweite für den Schlaf) sowie Hypnos' Söhnen Morpheus und Phantasos (zuständig für die Träume).

den herabgesetzt, zahlreiche Drüsen sind besonders aktiv und schütten Hormone aus, die die Nachtruhe steuern. Äußere Reize werden weniger stark und im Tiefschlaf gar nicht mehr wahrgenommen. Der Schlaf wirkt nach außen deshalb wie ein Betäubungszustand, auch wenn der Mensch im Gegensatz zu einer Narkose jederzeit aus dem Schlafzustand geweckt werden kann.

Schlaf stärkt das Immunsystem

Nach außen hin wirkt ein Schlafender absolut ruhig und entspannt, dabei tut sich im Inneren jede Menge: Körpergewebe werden repariert, Heilungsprozesse laufen ab, Zellen werden mit neuer Energie aus den Fettspeichern versorgt, alte Zellen werden durch neue ersetzt. Auch das Immunsystem arbeitet auf vollen Touren. Vor allem werden körpereigene Killerzellen aktiv. Bakterien und Viren wird der Krieg erklärt. Gesteuert wird dies durch Hormone. Interleukine beispielsweise helfen buchstäblich im Schlaf dabei, Entzündungsherde zu beseitigen.

Wirkungsvoller als Medizin

Tatsächlich ist ein langer Schlaf bei Infekten manchmal fast genauso wirksam wie ein starkes Medikament, und das garantiert ohne schädliche Nebenwirkungen. Eine Heilung erfolgt im Ruhezustand schneller als bei körperlicher Belastung, durch die der Herzmuskel zusätzlich Schaden erleiden könnte.

Ein guter Schlaf versorgt den Körper mit Hormonen wie Prolaktin, Dopamin und dem Wachstumshormon, das nur nachts ausgeschüttet wird. Alle drei Hormone regen die Immunfunktionen an. Das belegt auch ein in den USA durchgeführtes Experiment: Viel- und Wenigschläfer wurden mit Schnupfenviren in Kontakt gebracht. Je kürzer die anschließende Nachtruhe war, desto häufiger erkrankten die Wenigschläfer.

Ein anderes Forschungsteam aus Lübeck konnte nachweisen, dass Schlafentzug das Gleichgewicht zwischen der Herstellung der sogenannten T-Helferzellen und der diese regulierenden T-Zellen empfindlich beeinflusst. T-Zellen sorgen beispielsweise dafür, dass es nicht zu überschießenden Immunantworten wie etwa bei einer Allergie kommt. Ihre Anzahl schwankt in einem zirkadianen (über den Tag verteilten) Rhythmus und ist in der Nacht am höchsten. Wer zu wenig schläft, bringt diesen Rhythmus durcheinander und wird anfällig für Infekte sowie für gestörte Stoffwechsel- und Herz-Kreislauf-Funktionen. Nicht zuletzt scheint eine enge Verbindung zwischen Schlaf und einer gut funktionierenden körpereigenen Abwehr so etwas wie ein Motor der Evolution gegen Mikroben zu sein. So fanden sich im Blut von Langschläfern die meisten Immunzellen.

Schlaf schützt das Herz

Eine in den USA durchgeführte Studie an 72.000 Krankenschwestern ergab, dass diejenigen, die täglich weniger als fünf Stunden schliefen, ein um 39 Prozent erhöhtes Risiko für Herz-Kreislauf-Erkrankungen gegenüber denjenigen hatten, die acht Stunden täglich schliefen. Die Langschläfer mit Schlafzeiten von durchschnittlich über neun Stunden hatten ein um 37 Prozent erhöhtes Risiko. Schlafmangel kann also ebenso wie zu viel Schlaf zu einem erhöhten Blutdruck und vor allem zu Herz-Rhythmus-Störungen führen.

Diese Ergebnisse konnte ein Forschungsteam der Universität Chicago bestätigen: Fünf Jahre lang wurde das Schlafpensum im Zusammenhang mit dem Verkalkungsgrad der Herzkranzgefäße von knapp 500 Männern und Frauen mittleren Alters untersucht. Dabei wurden die Studienteilnehmer in zwei Gruppen geteilt, von denen die eine immer eine Stunde länger schlafen durfte als die andere. Die Probanden mit einer Mütze Extraschlaf wiesen ein deutlich geringeres Risiko für die Verkalkung der Herzkranzgefäße auf als die Kurzschläfer. Auch der Blutdruck der Langschläfer war niedriger. Also: Ausreichend Schlaf stabilisiert dauerhaft das Herz-Kreislauf-System.

Schlaf macht schlank

Natürlich hängt der Ausschlag Ihrer Waage in erster Linie damit zusammen, was und vor allem wie viel Sie essen. Doch auch Ihre Schlafgewohnheiten spielen eine entscheidende Rolle beim Zu-

TIPP: Zur Vorbeugung
Ein gutes Mittel zur Vorbeugung von Herz- und Kreislaufbeschwerden ist die in den Mittelmeerländern übliche Siesta. Das zeigte eine 2007 veröffentlichte Studie der Universitäten von Athen und Harvard.

Der weibliche Körper weist höhere Leptinkonzentrationen auf als der männliche. Das liegt daran, dass zum einen Frauen mehr Fettgewebe haben (Leptinkonzentration ist proportional zum Körperfettgehalt). Zum anderen reduziert das männliche Sexualhormon Testosteron die Leptinabsonderung.

und beim Abnehmen. Wer zu wenig schläft, geht das Risiko ein, überflüssige Pfunde zu sammeln. Schließlich ist unser Stoffwechsel – auch der für die Hunger- und Sättigungshormone Ghrelin und Leptin – ebenfalls im Tag- und Nachtrhythmus getaktet. Das Sättigungshormon Leptin, eine Art Langzeitsignal für gefüllte Energiespeicher, wird vor allem zwischen Mitternacht und den frühen Morgenstunden ausgeschüttet. Deshalb wird die natürliche nächtliche Fastenphase ohne Hungergefühle bei ausreichendem Schlaf besser überstanden. Der Gegenspieler von Leptin, das Hormon Ghrelin, ist zuständig für die Anregung der Nahrungsaufnahme. Und das ist – zumindest wenn man auf sein Gewicht achten möchte – nicht wünschenswert.

Leptin und Ghrelin in Balance

Eine Untersuchung ergab, dass der Leptinspiegel nach nur fünfstündigem Schlaf um 16 Prozent niedriger war als nach achtstündigem Schlaf. Die Ghrelinkonzentration hingegen lag bei den Kurzschläfern um 15 Prozent höher als bei den Langschläfern. Schlafentzug und wiederholt verkürzte Schlafenszeiten lassen die Balance von Leptin und Ghrelin durcheinandergeraten. Sprich: Zu wenig Schlaf fördert die Ausschüttung des Hunger verursa-

GU-ERFOLGSTIPP   SCHLANK IM SCHLAF

Abnehmen im Schlaf: Das hört sich an wie eine Mogelpackung, ist aber wissenschaftlich nachgewiesen. Ab etwa 20 Uhr, vor allem aber ab Mitternacht, schüttet die Hirnanhangsdrüse (Hypophyse) verstärkt Wachstumshormon aus. Dieses kurbelt alle Wachstums- und Reparaturprozesse in den Körperzellen an und öffnet dazu die Fettzellen, um sich durch das darin gespeicherte Fett mit Energie zu versorgen. Dieser Prozess findet sonst nur bei Ausdauerbelastungen wie etwa einer halben Stunde Joggen statt. Wenn Sie beim Abendessen auf Zucker und Stärke verzichten, dann erfolgt nach dem Einschlafen die Produktion von Wachstumshormon.

chenden Ghrelins. Durch das lange Wachsein kursieren Stress-hormone wie Adrenalin, Noradrenalin und Cortisol im Blut, die am Abend normalerweise längst »Schlafenszeit« haben. Sie sorgen für unkontrollierte Heißhungerattacken zur Unzeit.

Nicht zuletzt senkt ein Schlafdefizit den Grundumsatz (die Energie- oder Kalorienmenge, die der Körper bei völliger Ruhe benötigt, um seine Grundfunktionen aufrechterhalten zu können), da weniger Wachstumshormon ausgeschüttet wird. Dieses Hormon ist wiederum für den nächtlichen Fettabbau zuständig. Die Wahrscheinlichkeit, übergewichtig zu werden, ist bei Menschen mit weniger als fünf Stunden Schlaf pro Nacht fast doppelt so hoch wie bei solchen, die sieben bis acht Stunden ruhen – ein Grund mehr, ausreichend zu schlafen!

Schlaf hält jung und schön

Das ganze Leben lang begleitet uns das Somatotropin genannte Wachstumshormon. Es wird in den Zellen der Hypophyse gebildet, und zwar – zumindest in jungen Jahren – überwiegend während des nächtlichen Tiefschlafs. Solange sich der Mensch in der Wachstumsphase befindet, sorgt Somatotropin für die Entwicklung der Knochen und des Muskelgewebes. Während der Pubertät ist die Somatotropinproduktion am stärksten ausgeprägt. Bei Erwachsenen ist dasselbe Wachstumshormon für die Zellerneuerung über Nacht zuständig. Es wurde nachgewiesen, dass Somatotropin die Zellteilung nachts um das Achtfache beschleunigt.

Im Schlaf werden zudem die Zellen aller inneren Organe auf Vordermann gebracht: Knochen, Muskeln, Bindegewebe und Immunzellen brauchen für ihr Wachstum den Botenstoff Somatotropin. Dies gilt besonders für die Wundheilung im Tiefschlaf. Außerdem werden im Schlaf die Feuchtigkeitsdepots der Haut wieder aufgefüllt. Deshalb haben Menschen, die ausreichend lang und gut schlafen, auch eine glatte und gesunde Haut.

Nach dem 20. Lebensjahr nimmt die körpereigene Produktion des Wachstumshormons Somatotropin stetig ab. Das gilt als einer der wichtigsten Gründe für das Altern. Da Somatotropin jedoch nicht nur im Schlaf, sondern auch bei körperlicher Aktivität ver-

SOMATOTROPIN BEIM SPORT

Aufgrund seiner muskelbildenden Eigenschaften wird synthetisches Somatotropin im Bodybuilding und auch bei anderen Sportarten eingesetzt. Mittlerweile sind jedoch gesundheitsschädigende Falschpräparate aufgetaucht, die angeblich Somatotropin beinhalten sollen.

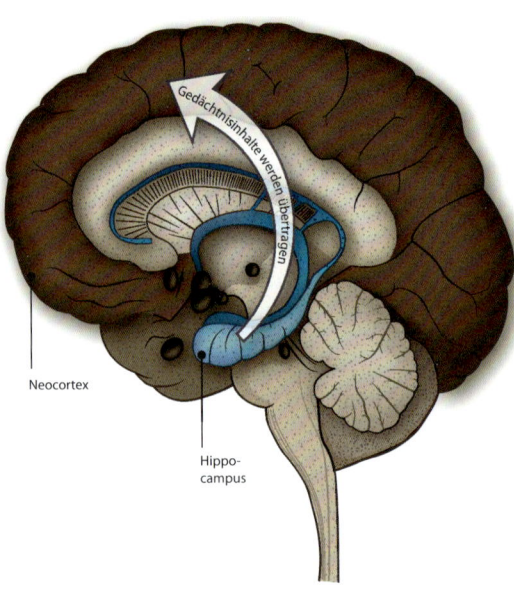

Neocortex

Hippo-
campus

Das Kurzzeitgedächtnis
(Hippocampus) nutzt die
Nachtruhe, um Informationen
zu verarbeiten und in das
Langzeitgedächtnis (Neocor-
tex) zu übertragen.

mehrt gebildet wird, können Sie ein ganz natürliches und gesundheitsförderndes Anti-
aging betreiben, wenn Sie sich tagsüber regelmäßig bewegen und Sport treiben.

Schlaf macht klug

Einer Forschungsgruppe der Universität Lübeck zufolge benötigen wir den Schlaf zu weit
mehr als zur bloßen Gesunderhaltung und zur
Regeneration unseres Körpers. Dem Team gelang nämlich der Nachweis, dass sich das
menschliche Gedächtnis erst im Schlaf festigt.
Jeder Mensch hat dazu eine Art Arbeitsspei-
cher, sein Kurzzeitgedächtnis, zur Verfügung.
Dieser Speicher liegt in einem Areal namens
Hippocampus. Die Aufnahmefähigkeit dieses
Kurzzeitspeichers ist allerdings recht begrenzt,
ähnlich wie bei einem Computer.

Wenn der Kopf voll ist

Vielleicht kennen Sie das Gefühl nach einem langen und intensiven Arbeitstag, dass der Kopf so voll ist und nichts mehr hinein-
gehen will. So ist es in der Tat, und deswegen nützt unser Gehirn
die Ruhe des Schlafes, um wieder Ordnung und Platz für Neues
zu schaffen. Erst jetzt, wenn keine neuen Eindrücke auf Sie ein-
stürmen, kann Ihr Gehirn die Gedächtnisinhalte im Hippocampus sortieren und in das Langzeitgedächtnis übertragen. Beim
Menschen ist dies der sogenannte Neocortex, beim Computer
landen die Inhalte auf der Festplatte. Nur die wichtigen Informationen bleiben im Gedächtnis erhalten, Bedeutungsloses wird ge-
löscht. Dass Sie heute ihren Wocheneinkauf erledigt haben, ver-
gessen Sie sicherlich schnell wieder (sofern nichts Aufregendes
dabei passiert ist). Ein spannender und berührender Film, den
Sie heute gesehen haben, prägt sich dagegen vermutlich ein. Für
diese Sortierarbeit nutzt das Gehirn die Phase des Tiefschlafs, in
der auch das Wachstumshormon ausgeschüttet wird.

Doch nicht nur die Organisation des Gehirns findet im Schlaf statt. Jeder Mensch lernt auch im Schlaf oder kann jetzt Probleme lösen, was ihm tagsüber vielleicht nicht möglich war. Vor allem das Lernen von Bewegungsabläufen wie Ski- oder Fahrradfahren, Tanzen oder Rollerbladen geschieht nicht nur durch Üben, sondern wortwörtlich auch im Schlaf. Das gilt ebenso für handwerkliche Tätigkeiten. Über Nacht leistet das Gedächtnis für motorisches Lernen – das sogenannte prozedurale Gedächtnis – also ganze Arbeit. Aufgaben oder Problemstellungen werden nachts gewissermaßen noch einmal durchgegangen, um ihre Durchführbarkeit zu prüfen und zu festigen. Für diese Art des Lernens gilt der Traumschlaf als besonders wichtig. Es konnte nachgewiesen werden, dass Menschen, die gerade eine neue Fähigkeit erlernen, tatsächlich länger träumen.

Im Schlaf kreativ

Der aktive Schlaf, der sogenannte REM-Schlaf (siehe Seite 21), unterstützt die Knüpfung neuer Verbindungen im Gehirn (Neuroplastizität) und die Neubildung von Gehirnzellen (Neurogenese). Deshalb ist er für eine kreative Problemlösung so wichtig, wie kalifornische Schlafforscher nachweisen konnten. Ein weiterer schlagender Beweis: Selbst Albert Einstein entwickelte seine Relativitätstheorie laut eigener Aussage im Schlaf.

Schlaf macht stressstabil

Wer ausreichend schläft, bringt morgens nicht nur bessere Leistungen und reduziert die Unfallrisiken am Arbeitsplatz und im Straßenverkehr. Guten Schläfern kann auch Stress nichts oder zumindest deutlich weniger anhaben als Kurzschläfern. Im Alltag muss jeder Mensch – egal, ob Schulkind, Mutter mit Doppelbelastung, Topmanager oder Ruheständler – mit zahlreichen Stressfaktoren umgehen, die oft ein schnelles Reagieren und praktikable Problemlösungen erfordern. Das betrifft den Berufsalltag ebenso wie Partnerschaft, Familie und das gesamte soziale Gefüge, in dem man sich bewegt. Je nachdem, wie fit, stabil und ausgeruht ein Mensch ist, desto besser und schneller kann er sich auf

LERNEN IM SCHLAF
Nach heutigen Erkenntnissen findet die kindliche Gehirnreifung ebenso wie das Körperwachstum zu einem großen Teil im Schlaf statt.

neue Situationen einstellen und auch in Krisen einen klaren Kopf bewahren. Lübecker Wissenschaftler, die sich mit der Verknüpfung des Hormonsystems mit dem Nervensystem befassen (Neuroendokrinologen), fanden heraus, dass nicht nur Lerninhalte wie Bewegungsabläufe oder Lösungen von mathematischen Aufgaben im Schlaf in die richtigen Gehirnschubladen sortiert werden, sondern auch Bewältigungsstrategien für akute Stresssituationen. Nur ein ruhiger, entspannter Schlaf ist von Nutzen, und dies im doppelten Sinn: Er verringert Stress und erhöht zugleich die Kompetenz, mit Stress produktiv umzugehen.

Strategien gegen Überbelastung

DER STRESS MIT DEM STRESS
Wissenschaftler unterscheiden zwischen Eu-Stress, der sich motivierend auswirkt, und Dys-Stress mit negativem Charakter. In gewissem Maß braucht jeder Mensch Stress als Antrieb. Wichtig ist nur, den Anteil von Dys-Stress so gering wie möglich zu halten.

Die Wissenschaftler sprechen dabei von einer »Gedächtnisbildung des Organismus«. Der Schlüssel zur Stressstabilität liegt also ganz eindeutig im Schlaf. Das mag zunächst merkwürdig und widersprüchlich klingen, vor allem vor dem Hintergrund, dass unbewältigte Stresserlebnisse die Hauptursache für Schlafstörungen sind. Aber: In der Traumschlaf- oder REM-Phase (siehe Seite 21) werden belastende Erlebnisse und Erfahrungen in Form von abstrakten Bildern oder Träumen verarbeitet.

Ohne Seelenmüll in den neuen Tag

Je entspannter Sie sind, desto leichter gelingt Ihrem Gehirn im Schlaf die Verarbeitung von emotionalen Belastungen. Am nächsten Morgen erinnern Sie sich an nichts und können deshalb ohne belastenden Seelenmüll in den Tag starten. Stehen Sie hingegen unter chronischem Stress, schaltet Ihre Organisationszentrale im Kopf auf den Verarbeitungsmodus, der für eine akute Gefahrensituation gedacht ist, das biologische Kampf-oder-Flucht-Programm (englisch: fight-or-flight). Dadurch werden Erlebnisse in der Traumschlafphase nicht verarbeitet, sondern als mögliche Gefahrenquelle im Gehirn zwischengespeichert. Und darunter leidet wiederum der Schlaf, und es sammeln sich Negativerinnerungen und ungelöste Probleme im Kopf.
Wie Sie sich aus einer Stressspirale lösen und wieder zu einem erholsamen Schlaf kommen, erfahren Sie ab Seite 64.

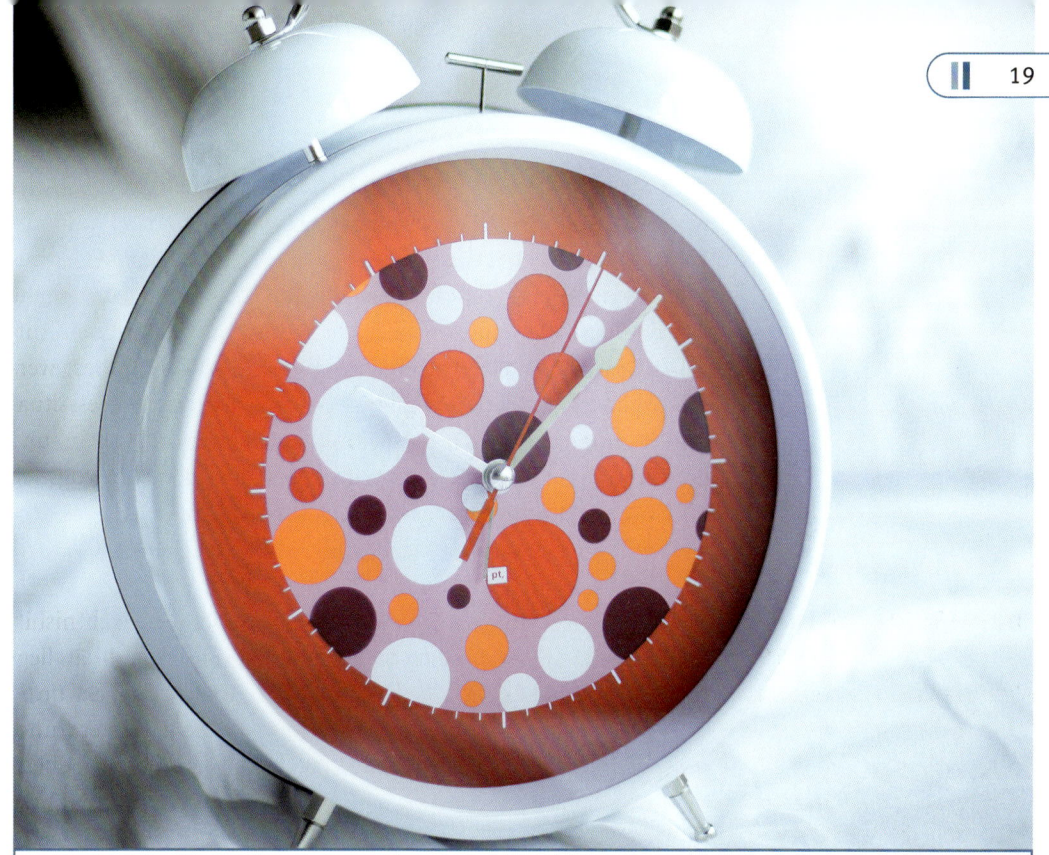

Wie wir schlafen

Kennen Sie den toten Punkt im Lauf des späteren Abends, an dem Sie plötzlich zu frösteln und zu gähnen beginnen? Wird es – je nach Jahreszeit früher oder später – endgültig dunkel, dann übernimmt das Müdigkeits- und Schlafhormon Melatonin (siehe Seite 11) die Herrschaft über den Stoffwechsel. Die Körpertemperatur verringert sich, Puls und Blutdruck sinken, wir werden immer müder, die Funktionen werden heruntergefahren, der Organismus schaltet auf Sparflamme für eine entspannte Nacht.

Die Architektur des Schlafs

Schlaf ist eigentlich nichts anderes als eine besondere Aktivität des Gehirns. Ein Teil unseres Bewusstseins ist dabei abgeschaltet, dafür werden andere Bewusstseinsebenen aktiv. Mithilfe des Elektroenzephalogramms (kurz EEG) ist es möglich, die elektrischen Ströme im Gehirn beziehungsweise die Kommunikation der Nervenzellen aufzuzeichnen. Dazu werden bei Testpersonen an bestimmten Stellen am Kopf Elektroden befestigt, und es entsteht ein Kurvenbild von Hirnstromwellen. Für Schlafforscher sind solche Bilder höchst aufschlussreich. Diese Stromkurven zeigen eindeutig, dass jeder Mensch im Schlaf verschiedene Phasen – und diese zum Teil mehrmals – durchläuft. Heute geht man von drei hauptsächlichen Schlafstadien aus, die in unterschiedlichen Ausprägungen durchlaufen werden (Grafik Seite 22):

> Wachzustand,
> REM-Phase, auch Traumschlaf genannt,
> drei Non-REM-Phasen: Einschlafen (Non-REM-Stadium 1), leichter Schlaf (Non-REM-Stadium 2) und (leichter) Tiefschlaf (Non-REM-Stadien 3 und 4).

REM ist die Abkürzung für »Rapid Eye Movement«, zu deutsch: schnelle Augenbewegungen.

DER SCHLAF IN DER LEICHTSCHLAFPHASE
Es gibt Erwachsene, die regelmäßig aus der Leichtschlafphase aufwachen und überzeugt davon sind, dass sie noch kein Auge zugetan haben. Das stimmt nicht ganz: Sie sind lediglich noch nicht in den Genuss des erholsamen Tiefschlafs gekommen. Hauptursache für dieses gestörte Schlafmuster ist Stress.

Erste Schlafphase (Non-REM-Schlaf 1 und 2)

Kurz nachdem Sie zu Bett gegangen sind und sich unter Ihre Decke gekuschelt haben, ist Ihr Gehirn noch relativ wach. Ihre Augen bewegen sich unter den Lidern, und auch die Muskeln im Körper sind noch angespannt. Beobachten Sie dies einmal bei Ihrem Kind oder Ihrem Partner. Schlafforscher können den für diese Phase (Einschlafen oder Non-REM-Schlaf 1) typischen Alpha-Wellen-Rhythmus messen. Das sind regelmäßige Hirnstromwellen, die zwischen acht- und zwölfmal pro Sekunde auftreten. Ein solches Wellenmuster zeugt von tiefer Entspannung und wird auch durch Meditation erreicht.

Doch schon spätestens nach einer halben Stunde gleiten Sie sanft in die Phase des leichten Schlafs (oder Non-REM-Schlaf 2). Jetzt »feuern« die Nervenzellen in Ihrer Steuerzentrale im Kopf deutlich langsamer, und auch die Anspannung lässt nach. Je mehr Gehirn und Muskulatur zur Ruhe kommen, desto tiefer sinken Sie in den Schlaf. Die Augen sind in diesem Zustand unbeweglich, die Lider flattern nicht mehr. Und doch könnte man Sie ganz leicht aufwecken. In diesem leichten Schlaf verbringt ein Erwachsener die halbe Nacht.

Ab in den Tiefschlaf (Non-REM-Schlaf 3 und 4)

Nun wandern Sie in den Tiefschlaf (oder die Non-REM-Stadien 3 und 4). Der Ausschlag der Hirnstromwellen wird stärker, die Kurven werden aber immer langsamer: Schlafforscher erkennen Deltawellen auf dem Hirnstrombild. Wenn man so will, ist dies das Schlafstadium, in dem fast alle Prozesse ablaufen, die für unser körperliches und seelisches Befinden sowie unsere intellektuellen Leistungen und unsere Kreativität wichtig sind. Die Muskeln sind jetzt völlig entspannt, die Augen ganz ruhig. Der Blutdruck sinkt, Atmung und Herzschlag verlangsamen sich. Wir wachen nur noch schwer auf. Der Körper schaltet um auf Erholung und Regeneration. Dank der nur zu diesem Tageszeitpunkt verstärkten Ausschüttung des Wachstumshormons erneuern sich die Körperzellen, und das Immunsystem stabilisiert sich. Die Fettspeicher werden geleert (sofern Sie beim Abendessen nicht für reichlich Zuckernachschub gesorgt haben) und Eiweißstrukturen (Muskeln) aufgebaut – dies umso mehr, wenn Sie am Tag Sport getrieben haben. Ein Zucken des Körpers leitet die nächste Schlafphase ein, die REM-Phase.

Der Traumschlaf (REM-Phase)

Die Muskelspannung fällt jetzt völlig ab, nur lebenswichtige Muskeln wie das Herz arbeiten unermüdlich weiter. Der Blutdruck steigt wieder an, Herzschlag und Atmung sind unregelmäßig. Die Geschlechtsorgane und das Gehirn sind jetzt stärker durchblutet, und die Augen beginnen, sich rasend schnell zu bewegen. Das ist die Phase der lebhaftesten Träume. Ab jetzt wechseln REM- und Non-REM-Phasen zyklisch ab: pro Nacht drei- bis fünfmal, zumindest beim Erwachsenen. Vermehrte und längere Tiefschlaf-

HAT DER VOLKSMUND RECHT?

»Der Schlaf vor Mitternacht ist der gesündeste«, sagt der Volksmund. Stimmt nur bedingt. Richtig: Die ersten drei Stunden Schlaf sind die gesündesten. Denn der Körper ist auf tiefen Schlaf programmiert und regeneriert deshalb am besten.

IDEALTYPISCHE SCHLAFARCHITEKTUR

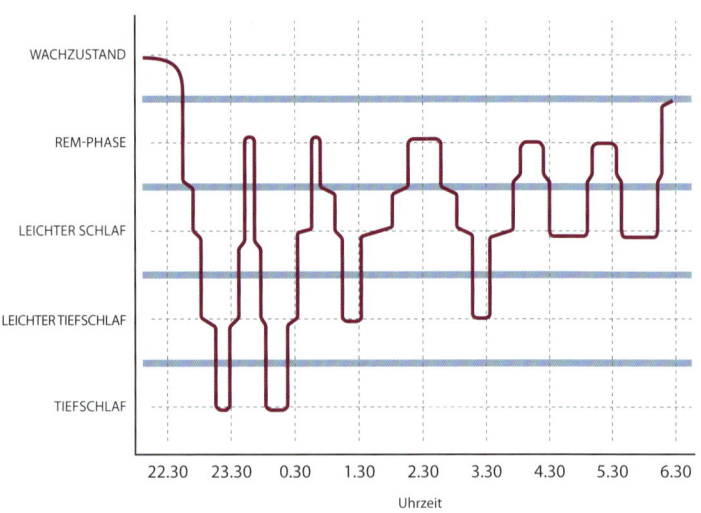

**NUR KURZE WACH-
MOMENTE**

Schlafforscher nennen kleine, sekundenlange Momen-
te des Aufwachens in der
Nacht Arousals. Besonders
regelmäßig kommen sie am
Ende von längeren Traum-
phasen vor und gehören zu
einem gesunden Schlaf. Erinnern können Sie sich an
diese kurzen Aufwachepi-
soden (etwa 28 pro Nacht)
nur dann, wenn diese län-
ger als drei Minuten ge-
dauert haben.

phasen laufen in der ersten Nachthälfte ab, später nehmen eher
die REM-Phasen zu. Für einen Erwachsenen bedeutet das, dass er
den für seine Gesundheit und sein Nerven- und Seelenkostüm
wichtigsten Abschnitt des Schlafs in den ersten drei bis vier Stunden seiner Nachtruhe hinter sich gebracht hat. Jeder nun folgende Schlafzyklus dauert zwischen 90 und 120 Minuten, wobei die
einzelnen REM-Phasen immer länger werden. Denn ab zirka 3.00
Uhr – außer wenn Sie eine Eule sind (siehe Seite 25) – beginnt
Ihr Körper bereits mit der Umstellung auf den Tag. Gerade für
Menschen mit Durchschlafstörungen in den frühen Morgenstunden gibt es eine gute Nachricht: Sie haben zu diesem Zeitpunkt
Ihren (regenerierenden) Tiefschlaf schon hinter sich – sofern die
Qualität dieser Schlafphase nicht durch Medikamente und
Schlafmittel eingeschränkt wurde.

Schön geträumt?

Unser Gehirn ist unermüdlich, also knipst es unsere Gedanken
auch im Schlaf nicht aus. Jeder Mensch träumt nachts. Es beginnt

GESTÖRTE SCHLAFARCHITEKTUR

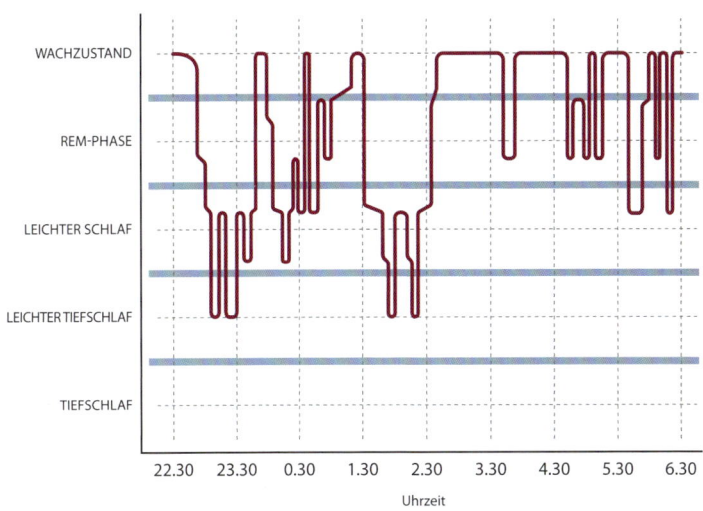

mit dem Einschlafen und setzt sich in der Non-REM- und in der REM-Phase fort. Dabei scheinen die Träume der Non-REM-Phase noch logisch nachvollziehbar zu sein: Es handelt sich um eine Art Standbilder, so als würden Sie Fotos betrachten. Morgens können Sie sich an dieses Traumgeschehen jedoch nicht erinnern. Es hat eine geringere subjektive Bedeutung.

Die Träume der REM-Phase, die gegen Morgen immer intensiver werden, können sehr bunt und verwirrend sein. Auch die Gefühle sind jetzt stark beteiligt: Sie können im Schlaf lachen oder weinen, Angst haben oder sexuell erregt sein. Das hängt damit zusammen, dass die Gefühlszentrale im Kopf – das sogenannte limbische System – nun höchst aktiv ist, während die Bereiche für logisches Denken und das Zeitgefühl im Frontalhirn abgeschaltet sind. Im Traum organisiert sich das Gehirn neu. Gerald Hüther, Neurobiologe an der Psychiatrischen Klinik der Universität Göttingen, vermutet, dass Träume dazu da sind, neue Erlebnisse mit bereits gemachten Erfahrungen abzugleichen und sie zu integrieren. Funktioniert das nicht in einer Nacht, weil ein Erlebnis be-

DIE SPRACHE DER TRÄUME

Sigmund Freud ist nicht nur der Begründer der Psychoanalyse, sondern auch Vater der modernen Traumdeutung. Freud ging davon aus, dass sich in Träumen unbewusste Triebwünsche widerspiegeln. Noch heute gilt der Traum in der Psychoanalyse als ein Tor zum Unbewussten.

BEI VERDACHT: EINE POLYSOMNOGRAFIE
Wenn ein begründeter Verdacht auf eine Störung vorliegt, kann in einem Schlaflabor eine sogenannte Polysomnografie durchgeführt werden. Schlafmediziner ermitteln damit Ihr persönliches Schlafprofil.

sonders ungewöhnlich oder schwierig war, wiederholt sich das Thema im Traum immer wieder. Hilfreich bei der Auflösung schwieriger psychischer Themen kann eine Psychotherapie sein. Über den Tiefschlaf hinaus im Bett zu bleiben, macht Sie also für den nächsten Tag stressstabiler und gelassener.

Ausgeruht in den Tag

Unter dem Einfluss des in den frühen Morgenstunden ausgeschütteten Stresshormons Cortisol steigt die Körpertemperatur langsam an. Der Herzschlag beschleunigt sich, der Verdauungsstoffwechsel wird wieder aktiv. Der Körper bereitet sich langsam auf den Tag vor. Cortisol ist zuständig dafür, dass wir morgens gut aus den Federn und in die Gänge kommen. Zugleich sorgt es für die immer lebhafteren Trauminhalte gegen Morgen. Gut mehr als 20 Minuten Kopfkino sind in dieser Schlafphase durchaus möglich, solange Ihr Wecker Sie nicht unsanft herausreißt. Idealerweise sind Sie aber ausgeschlafen und fit, wenn Sie morgens aufwachen. Meist ist das der Fall, wenn die natürlichen Stoffwechselvorgänge die Funktion des Weckers übernehmen.

Wie viel Schlaf ist nötig?

Sie wissen es wahrscheinlich aus eigener Erfahrung: Ihr Schlafbedürfnis und die Schlafdauer haben sich seit Ihrer Kindheit verschiedene Male geändert. Hinzu kommt: Jeder Mensch schläft anders. Die Gene, das Alter, bestimmte Angewohnheiten und alles, was von außen an einen herangetragen wird, spielen dabei eine Rolle. Grundsätzlich nimmt unser tägliches Schlafbedürfnis im Lauf der Zeit allerdings geringfügig ab.

Schlafen wie ein Baby

Forscher konnten messen, dass sich bereits beim Ungeborenen die verschiedenen Schlafstadien ausprägen. So fällt der Fötus vor der 32. Schwangerschaftswoche von einem schlafähnlichen Zustand in einen Zustand mit hoher Aktivität. Neugeborene und Säuglinge verbringen die Hälfte ihres Schlafes in der REM-Phase. Sie sollten bis zu 16 Stunden pro Tag schlafen.

Nach dem ersten Lebensjahr hat sich in aller Regel ein fester Wach- und Schlafrhythmus eingespielt. Nach ihrem dritten Geburtstag schlafen die meisten Kinder nachts durch, brauchen aber häufig noch ihr Mittagsnickerchen. Das ist auch wichtig, denn ohne ausreichenden Schlaf wachsen und gedeihen Kinder weniger gut (siehe Seite 15).

Der Schlafbedarf verändert sich in der Wachstumsphase jedoch mehrmals. Richtig viel Schlaf brauchen Kinder wieder, wenn Sie in die Pubertät kommen. Nicht selten ein wirkliches Problem (für die Jugendlichen ebenso wie für deren Eltern), denn Schlaf gilt gerade in diesem Alter als ziemlich uncool. Dummerweise ist bei vielen Heranwachsenden die innere Uhr aber so getaktet, dass sie erst gegen 23.00 Uhr richtig müde werden, dafür aber auch erst um 9.00 Uhr morgens die richtige »Betriebstemperatur« erreicht haben. Das sind dann jene Jugendlichen, die schlotternd auf dem Bahnsteig oder an der Bushaltestelle stehen. Verantwortlich dafür ist die Ausschüttung des Schlafhormons Melatonin. Bei Teenagern erreicht es nämlich erst zwei Stunden später als bei jüngeren Kindern seine höchste Konzentration. Schlafforscher appellieren nicht umsonst für einen späteren Beginn des morgendlichen Unterrichts.

Schlafen – ein Leben lang

Für Schlafmediziner gelten Schlafenszeiten zwischen sechs und etwa acht Stunden als normal und angemessen. Mit zunehmendem Alter nimmt die Dauer des Tiefschlafs allerdings ab. Dafür dauert das Einschlafen länger, und es kommt öfter zu Aufwachzeiten in der Nacht. Die Tagesmüdigkeit nimmt dadurch zu. Das erklärt, weshalb Senioren ihr Nachmittagsnickerchen so schätzen.

Von Eulen und Lerchen

Ob Sie bereits morgens um fünf beschwingt aus dem Bett springen oder erst gegen Mitternacht langsam die rechte Bettschwere erlangen, hängt davon ab, welcher Schlaftyp Sie sind. Und das ist genetisch vorprogrammiert. (Nacht-)Eulen gehen lieber spät zu Bett, brauchen morgens dafür eine weitere Runde Schlaf. Lerchen

FÜR EINE GUTE ERHOLUNG

Für die meisten Menschen beginnt eine gesunde Mindestschlafdauer bei zirka sechs Stunden. Das sind vier Zyklen von je 90 Minuten. Mit weniger Schlaf kommen psychische Erholung und Verarbeitung von Erlebnissen zu kurz. Deutlich erholsamer sind sieben bis acht Stunden (fünf Zyklen von je 90 Minuten). Jenseits von etwa neun Stunden erhöht sich Studien zufolge allerdings das Risiko für Herz-Kreislauf-Erkrankungen.

gähnen schon nach den Abendnachrichten, sind dafür frühmorgens topfit. Eine echte Eule, die wegen ihrer Kinder früh aufstehen muss, träumt beim Schmieren des Pausenbrots noch missmutig vor sich hin, ist dafür abends eine vergnügte und unermüdliche Vorleserin. Eine Lerche dagegen tänzelt bereits morgens zu rockiger Aufwachmusik durch die Küche und bringt damit garantiert ihren in einer akuten Eulenphase steckenden Teenager aus der Fassung, selbst wenn es zu anderen Zeiten seine Lieblingsmusik ist. Für erwachsene Eulen beiderlei Geschlechts gilt: kein Meeting vor 9.30 Uhr, wohingegen die Lerche schon um 8.00 Uhr frisch und dynamisch ihren verschlafenen Kollegen die neuesten strategischen Ausrichtungen des Unternehmens unterbreiten kann. Allerdings sind die meisten (erwachsenen) Menschen Normalschläfer. Gegen 23.00 Uhr werden sie müde, und ab 6.30 Uhr sind sie einigermaßen wach.

Eulen und Lerchen, die ihren chronobiologischen Typus erst einmal erkannt haben, sollten versuchen, ihren Aktivitätsrhythmus danach auszurichten. Der Lohn ist ein wacheres und intensiveres Leben mit positiven Perspektiven für Gesundheit, Wohlbefinden und den persönlichen Lebensweg.

EULEN IN DER MODERNEN ARBEITSWELT

Irene, Vertriebsleiterin, Mitte dreißig, ist eine Eule. Was heißt das für ihren Arbeitsalltag? »Morgens im Pyjamaflieger nach London oder Amsterdam ist für mich die Hölle«, erzählt sie. »Frühe Termine versuche ich zu vermeiden, wann immer es geht. Dafür punkte ich in späten oder langen Meetings und kann abends noch locker mit einem wichtigen Kunden bis tief in die Nacht ausgehen.« In unserer Arbeitswelt mit meist frühem Arbeitsbeginn sind die Eulen benachteiligt. Irene muss jeden Tag um 7.30 Uhr im Unternehmen ihre Frau stehen. Das heißt, um 6.00 Uhr aufstehen. Deutlich zu früh für diesen Chronotyp. Eulen gelten zwar als aufgeschlossen und kreativ, aber nur so lang, wie sie ihre Akkus in den zu ihnen passenden Schlafenszeiten auftanken können.

Das Schlafverhalten von Senioren

Das Schlafverhalten und auch das Schlafbedürfnis ändern sich im Seniorenalter vergleichsweise wenig. Was sich jedoch mit der zunehmenden Freizeit im Rentenalter sicherlich ändert, sind die Lebensgewohnheiten, zum Teil die Wahrnehmung der Nachtruhe, und natürlich ändert sich der Hormonhaushalt. Der niedrigere Melatoninspiegel bringt einen oberflächlicheren Schlaf mit sich, und die Zahl der Arousals (Seite 22) steigt. Außerdem werden die meisten Senioren zu Lerchen, egal wie spät sie früher ins Bett gingen. Das bekannte Problem: Wenn der Tag wenig strukturiert ist und sich Langeweile einschleicht, ist die Gefahr eines gefälligen Nickerchens (oder auch deren zwei) zur Überbrückung der Zeit entsprechend groß. Damit sinkt jedoch der natürliche Schlafdruck (siehe unten) für die Nacht.

Der natürliche Schlafdruck

Jeder Mensch kennt den natürlichen Schlafdruck. So bezeichnet die Fachwelt das Schlafbedürfnis durch Ermüdung. Je mehr Schlafmangel, je größer die Müdigkeit, desto größer wird logischerweise auch der Schlafdruck. Schlafdruck äußert sich durch verschiedene Reaktionen des Körpers. Wenn beispielsweise die Körpertemperatur sinkt, empfinden wir unmittelbar aufsteigende Müdigkeit. Denn das Schlafhormon wird – wenn es kühl und dunkel wird – vermehrt ausgeschüttet.

Der natürliche Schlafdruck ist individuell genetisch festgelegt und orientiert sich am zirkadianen Rhythmus des Menschen. Dabei spielt die Lichtmenge, die auf die Netzhaut in den Augen fällt, eine wesentliche Rolle. Das Gehirn wird auf diese Weise informiert, dass es Zeit ist, müde zu werden und der Schlafdruck durch die Hormonausschüttung in Gang kommen muss (siehe Seite 10).

GU-ERFOLGSTIPP

BLEIBEN SIE AUCH IM ALTER IM RHYTHMUS

Rhythmus ist das A und O unseres Lebens. Ihn bewusst aufrechtzuerhalten gilt ganz besonders dann, wenn der Takt nicht mehr durch den Arbeitsalltag oder die Familie vorgegeben ist. Die Empfehlung für ältere Menschen und Menschen im Ruhestand lautet deshalb: Bleiben Sie aktiv, gehen Sie regelmäßig an die frische Luft, gestalten und planen Sie Ihren Tag überlegt. Halten Sie Kontakte aufrecht, pflegen Sie Ihre Hobbys mit Freunden und Bekannten. Wenn Sie zusätzlich etwas tun möchten, informieren Sie sich über entsprechende Kurse, die zunehmend mehr für »gold ager« angeboten werden. Seniorengymnastik beispielsweise macht gute Laune und zudem auf gesunde Art müde.

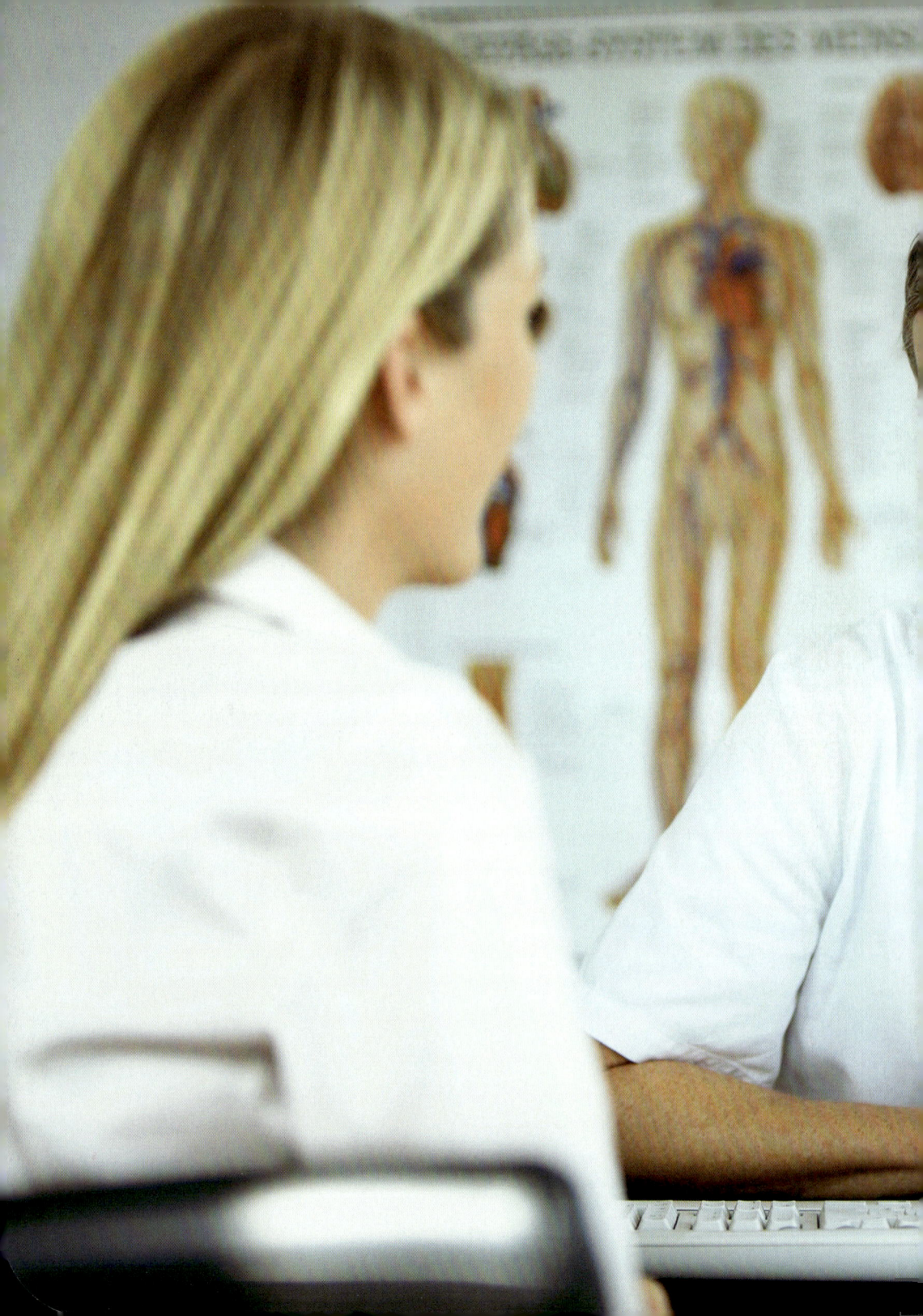

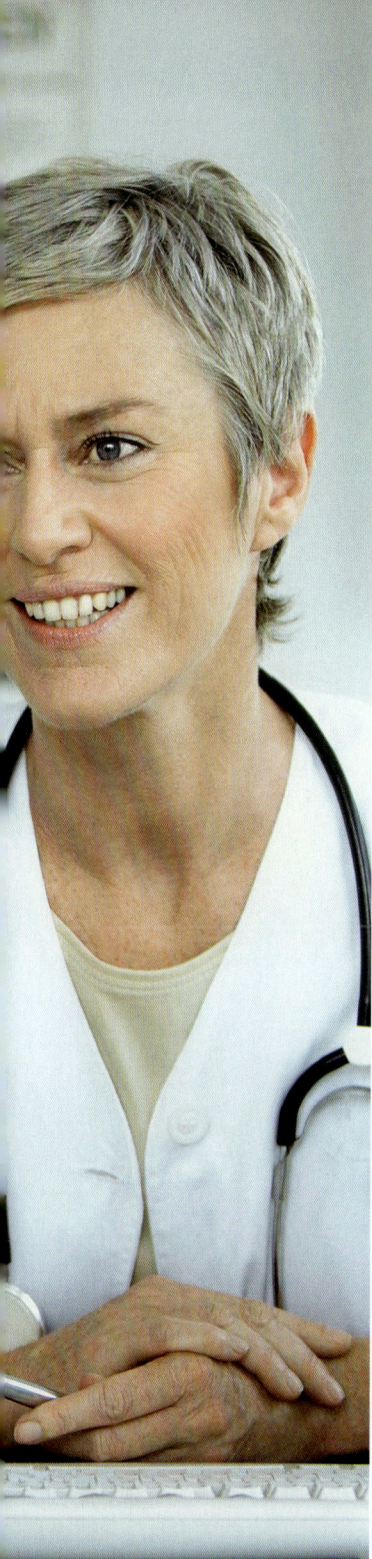

ERKUNDEN SIE IHREN SCHLAF

Manche Menschen unter- oder überschätzen die Qualität ihres Schlafs. Sobald Sie Ihre Schlafbeschwerden richtig einordnen, können Sie schon mit einfachen Mitteln etwas dagegen tun.

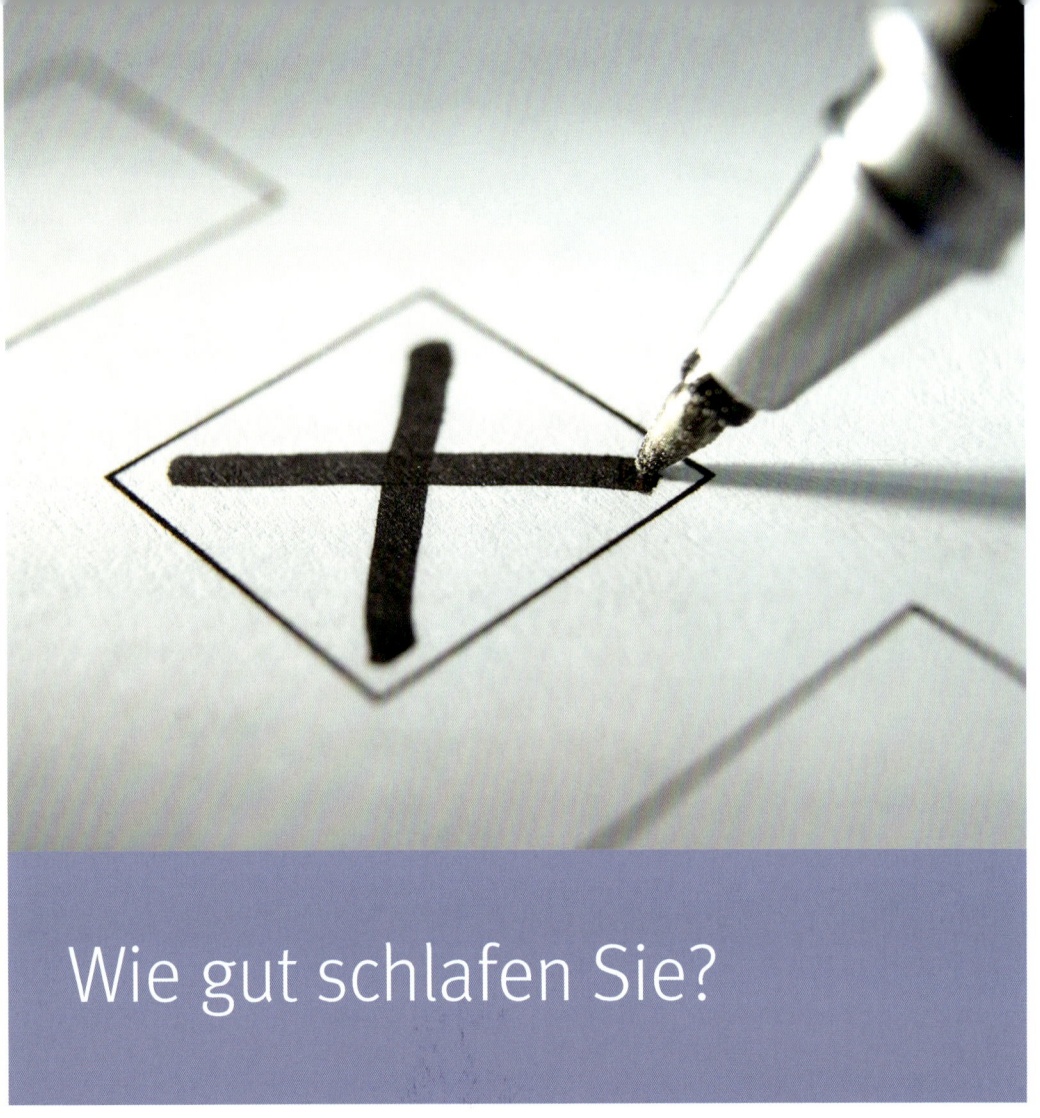

Wie gut schlafen Sie?

Guter Schlaf ist wie eine Wunderdroge – nur garantiert ohne Nebenwirkungen. Nach einer erholsamen Nacht fühlen Sie sich fit und leistungsfähig, Sie sehen gut aus und wirken in jeder Hinsicht ausgeruht. Für einen gesunden Schlaf können Sie eine Menge tun, denn die Gestaltung Ihres Alltags spiegelt sich in Ihrer Nachtruhe wider. Machen Sie dazu den großen Schlafcheck auf den nächsten Seiten. Er ist für jeden gesunden Erwachsenen konzipiert, der nicht unter behandlungsbedürftigen Schlafbeschwerden leidet.

Der große Schlafcheck

Wenn Sie erfahren wollen, ob Sie für einen erholsamen Schlaf genug beziehungsweise das Richtige tun, sollten Sie sich einige Minuten Zeit nehmen für den folgenden Schlafcheck. Kreuzen Sie die auf Sie zutreffenden Antworten an und zählen Sie danach die entsprechenden Punkte zusammen.
Lesen Sie die Auswertung am Ende des Schlafchecks auf Seite 37.

Persönliche Angaben

1. Wie alt sind Sie?

> Unter 20 Jahre | 1
> Zwischen 20 und 30 | 0
> Zwischen 30 und 45 | 1
> Zwischen 45 und 60 | 2
> Über 60 Jahre | 4

2. Haben Sie in den letzten Jahren deutlich zugenommen?

> Ja | 2
> Nein | 0

3. Wie ist Ihr Body-Mass-Index?

(Formel: Gewicht in Kilogramm geteilt durch Größe in Meter zum Quadrat. Beispiel: 70 kg bei 1,70 m ergibt den BMI 24,2)

> Unter 20 | 1
> Bis 25 | 0
> Über 25 | 1
> Über 30 | 2

4. Nehmen Sie regelmäßig schlaffördernde Medikamente?

> Ja | 10
> Nein | 0

5. Wie hoch ist Ihre momentane Stressbelastung?

> Alles im Lot | 0
> Normaler Alltagsstress, den ich im Griff habe | 1
> Privat erheblicher Stress (Trennung, Tod eines Angehörigen) | 4
> Beruflich oder schulisch erheblicher Stress | 3

6. Leiden Sie an einer unbehandelten Fehlfunktion der Schilddrüse?

> Ja | 4
> Nein | 0
> Weiß nicht | 1

7. Leiden Sie unter hohem Blutdruck?

> Ja | 2 |
> Nein | 0 |
> Weiß nicht | 1 |

8. Machen Ihnen Schmerzen oder Verspannungen zu schaffen?

> Ja | 3 |
> Nein | 0 |

9. Praktizieren Sie regelmäßig eine Entspannungsmethode (Yoga, Autogenes Training oder Ähnliches)?

> Ja | 0 |
> Nein | 2 |

Die Gestaltung Ihres Tages

10. Stehen Sie wochentags immer zur gleichen Zeit auf?

> Ja | 0 |
> Nein | 2 |

11. Wie fit sind Sie morgens eine halbe Stunde nach dem Aufstehen?

> Ich bin todmüde und schleppe mich durch den Tag | 4 |
> Einigermaßen wach | 2 |
> Topfit | 0 |

12. Sind Sie morgens schon atemlos, wenn Sie an Ihr Tagespensum denken?

> Ja | 2 |
> Eher weniger | 1 |
> Fast nie | 0 |

13. Haben Sie die Möglichkeit, mittags eine Pause zu machen?

> Ja | 0 |
> Nein | 1 |

14. Haben Sie die Möglichkeit, tagsüber ein Nickerchen zu machen, wenn Sie sehr müde sind?

> Ja | 0 |
> Nein | 2 |

15. Arbeiten Sie im Schichtdienst, fliegen Sie häufig über mehrere Zeitzonen, haben Sie kleine Kinder oder pflegen Sie einen Angehörigen?

> Ja | 4 |
> Nein | 0 |

16. Treiben Sie Sport oder machen Sie Gymnastik?

> Ja, regelmäßig `0`

> Gelegentlich `1`

> Eher selten `2`

> Nein `3`

17. Sind Sie täglich mindestens eine halbe Stunde an der frischen Luft?

> Ja `0`

> Höchstens zweimal pro Woche `2`

> Nein, fast nie `3`

18. Wann kommen Sie abends zur Ruhe?

> Ich komme spät nach Hause und gehe bald ins Bett. `2`

> Erst wenn die Kinder im Bett sind `1`

> Zwei bis drei Stunden vor dem Schlafengehen `0`

19. Welche Aktivitäten helfen Ihnen, um zur Ruhe zu kommen?

> Telefonieren mit Freunden, Checken privater E-Mails oder Fernsehen `2`

> Einen Film anschauen, ein Buch lesen, ein anregendes Gespräch, ein warmes Bad `0`

> Ich schlafe vor dem Fernseher ein `3`

20. Haben Sie ein Bettgehritual?

> Ja, Zähneputzen und ab ins Bett `1`

> Ja, ich mache Schönheitspflege (Gesichtsmaske oder Haarpackung), während ich Musik höre `0`

> Jeder Abend ist anders `3`

21. Gehen Sie immer etwa zur gleichen Zeit ins Bett?

> Ja `0`

> Nein `2`

Ihr Schlaf

22. Wie lange brauchen Sie zum Einschlafen?

> Bis zu zehn Minuten `0`

> Bis zu einer halben Stunde `1`

> Ein bis zwei Stunden `4`

23. Wie lange schlafen Sie im Durchschnitt?

> Weniger als 6 Stunden `3`

> 6 bis 7 Stunden `2`

> Über 7 bis 8 Stunden `0`

> Über 8 bis 10 Stunden `1`

24. Wie steht es um Ihre Schlafqualität?

> Gut, ich gehe ins Bett und schlafe bis morgens durch `0`

> Ich wache nachts mehrmals kurz auf `1`

> Ich schlafe schlecht ein und bin morgens wie gerädert `4`

> Ich wache frühmorgens auf, kann nicht mehr einschlafen und bin beim Aufstehen todmüde `4`

25. Liegen Sie nachts einmal oder mehrmals länger wach?

> Ja `4`

> Nein `0`

26. Schauen Sie nachts oft auf Ihren Wecker?

> Ja `3`

> Eher selten `1`

> Nein `0`

27. Was machen Sie, wenn Sie nachts nicht mehr schlafen können?

> Ich koche mir Tee `1`

> Ich nasche etwas `2`

> Ich sehe fern oder setze mich an den Computer `3`

> Ich bleibe entspannt liegen `0`

28. Haben Sie nachts das Gefühl, dass Ihre Beine kribbeln?

> Ja `3`

> Nein `0`

29. Schnarchen Sie?

> Ja `2`

> Nein `0`

> Weiß nicht `1`

30. Falls Sie schnarchen: Wie laut ist das Schnarchgeräusch?

(Fragen Sie Ihren Partner/Ihre Partnerin)

> Etwas lauter als normales Atemgeräusch `0`

> So laut, dass es meinen Partner/meine Partnerin stört `1`

> Es ist durch die geschlossene Tür zu hören `2`

> Mein Partner/meine Partnerin hat mich auf Atemaussetzer aufmerksam gemacht `10`

31. Knipsen Sie das Licht an, wenn Sie nachts wach werden?

> Ja `2`

> Nein `0`

32. Wie gemütlich ist Ihr Schlafzimmer?

> Soll es gemütlich sein? `1`

> Bett, Bügelbrett, Schreibtisch,
  Computer, Fernseher `2`

> Ich fühle mich wohl darin und
  gehe gern zu Bett `0`

> Nachts ist es oft zu laut oder zu hell `3`

33. Legen Sie sich nur zum Schlafen in Ihr Bett?

> Ja `0`

> Nein, ich lese, telefoniere und
  sehe im Bett auch fern `3`

Essen und Trinken

34. Trinken Sie anregende Getränke wie Kaffee, Cola, Energydrinks, schwarzen oder grünen Tee nach 14.00 Uhr?

> Ja `2`

> Nein `0`

35. Trinken Sie abends Alkohol?

> Ja `2`

> Nein `0`

36. Rauchen Sie?

> Ja, mehr als 20 Zigaretten,
  auch nachts `3`

> Ja, aber nicht mehr nachts `2`

> Ja, aber wenig `1`

> Nein `0`

37. Wie sieht Ihr Abendessen aus?

> Ich bereite mir jeden Abend
  frisch etwas zu. Das gehört zu
  meinem Chill-out-Ritual. `0`

> Meine Mikrowelle zaubert fix ein
  Fertiggericht `1`

> Ich esse mal dies, mal das, gern
  auch in Form eines TV-Dinners `2`

38. Wann essen Sie zu Abend?

> Oft erst kurz bevor ich zu Bett gehe `2`

> Drei Stunden vor dem Schlafen-
  gehen esse ich keine größeren
  Mengen mehr `0`

> Ich nasche regelmäßig noch vor
  dem Fernseher `3`

Ihre Tagesmüdigkeit

Ein ähnlicher Test wie der hier folgende Teil des Schlafchecks wird in der Praxis durchgeführt, um festzustellen, ob eine Apnoe (siehe Seite 42) vorliegt.

Für wie wahrscheinlich halten Sie es, dass Sie in einer der unten aufgeführten Situationen einnicken oder einschlafen, sich also nicht nur müde fühlen? Verwenden Sie die folgende Skala (0 bis 3 Punkte), um für die jeweilige Situation eine möglichst genaue Einschätzung vorzunehmen. Wenn Sie in letzter Zeit solche Situationen nicht erlebt haben, schätzen Sie einfach ab, wie sie sich auf Ihre Tagesmüdigkeit – auf das Einnicken – auswirken würden:

> Würde niemals einnicken   0 Punkte
> Geringe Wahrscheinlichkeit   1 Punkt
> Mittlere Wahrscheinlichkeit   2 Punkte
> Hohe Wahrscheinlichkeit   3 Punkte

Situation   Punkte

> Beim Lesen
> Beim Fernsehen
> Wenn ich im Kino, im Theater oder in einem Vortrag sitze
> Als Beifahrer/Beifahrerin im Auto während einer einstündigen Fahrt ohne Pause
> Wenn ich mich am Nachmittag hingelegt habe
> Wenn ich sitze und mich mit jemandem unterhalte
> Wenn ich nach dem Mittagessen (ohne Alkoholkonsum) ruhig dasitze
> Wenn ich beim Autofahren einige Minuten anhalten muss

Summe aller Punkte des Schlafchecks

AUSWERTUNG

Der Schlafcheck soll Sie anregen, sich auch über Ihren Alltag Gedanken zu machen. Das gilt sowohl für den Wechsel von Aktivität zu Erholung als auch für die Fragen rund um Ihre Gesundheit. Eine deutliche Gewichtszunahme kann beispielsweise durch einen ungünstigen Lebensstil oder hohen Stress verursacht werden, aber auch ein Hinweis auf einen gestörten Schlaf oder Stoffwechsel sein. Unerkannte beziehungsweise unbehandelte Probleme mit der Schilddrüse und dem Blutdruck gehören zu den häufig unterschätzten oder unbeachteten gesundheitlichen Risiken, die Auslöser für Schlafprobleme sein können.

Sollten Sie bei Frage 30 die Höchstpunktzahl 10 angekreuzt haben, ist eine medizinische Abklärung unumgänglich. Das Gleiche gilt, wenn Sie allein bei der Tagesmüdigkeit (am Ende des Checks) 10 Punkte oder mehr erreicht haben. Denn Tagesmüdigkeit gehört zu den höchsten Unfallrisiken im Berufsalltag und auf den Straßen.

0 bis 30 Punkte

Ampel auf Grün: Sie tun schon einiges für Ihre Gesundheit, und Ihr Schlaf dürfte von ordentlicher bis guter Qualität sein. Falls doch nicht, hilft die eine oder andere einfache Maßnahme aus dem Kapitel »Vier Schritte zu gutem Schlaf« (ab Seite 64). Die Devise für Sie: weiter so! Und für Ihr »Feintuning« erhalten Sie in diesem Buch viele Anregungen.

30 bis 60 Punkte

Ampel auf Gelb: Ihre Schlafqualität ist offensichtlich schon etwas eingeschränkt oder zumindest gefährdet, und damit auch Ihre Gesundheit. Das Schlaftraining und die vielen Anregungen bieten die nötige Hilfe zur Selbsthilfe. Zögern Sie jedoch nicht, im Zweifel einen Fachmann zurate zu ziehen.

Mehr als 60 Punkte

Ampel auf Rot: Es ist höchste Zeit, das Schlaftraining ab Seite 102 zu starten. Ihre Gesundheit, Ihr Aussehen und Ihre Leistungsfähigkeit in Beruf und Freizeit werden es Ihnen danken. Um einzelne Probleme zu lösen, ist es ratsam, professionelle Hilfe durch einen Arzt oder einen Somnologen (Schlafmediziner) in Anspruch zu nehmen.

Über 90 Punkte

Am besten wenden Sie sich in der nächsten Zeit an Ihren behandelnden Arzt. Und nehmen Sie bitte auf jeden Fall Ihr Schlafprotokoll mit!

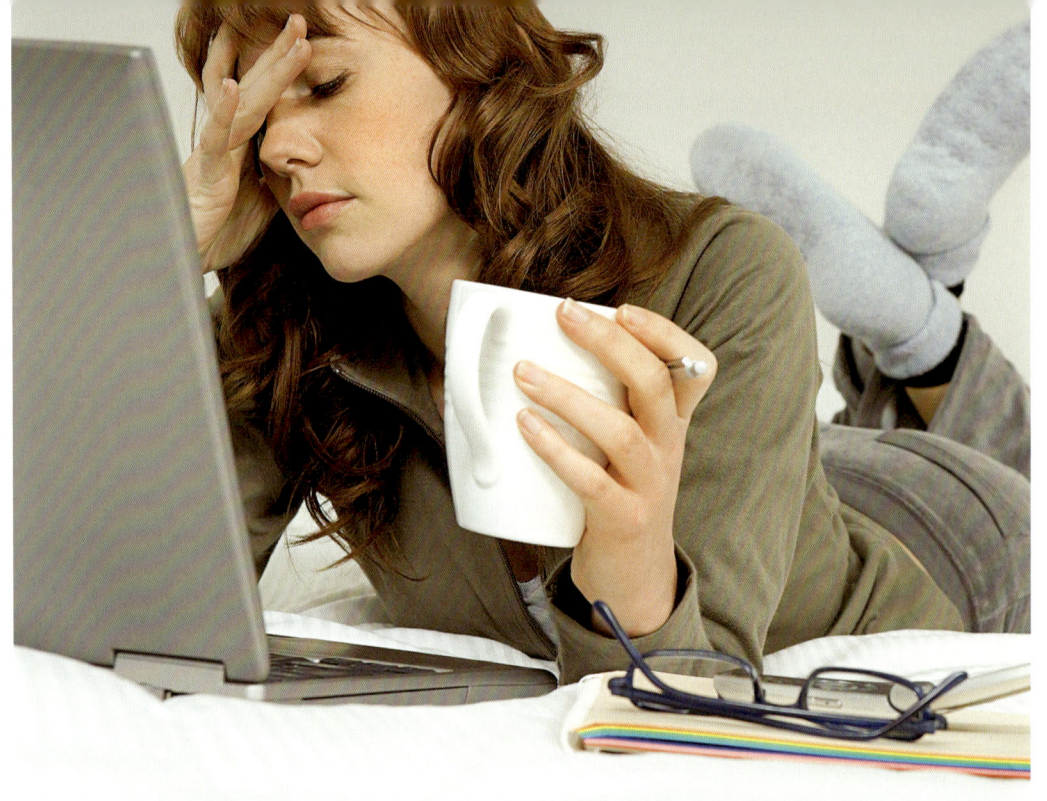

Schlafmangel
hat viele Gesichter

Schlafmangel ist ein Massenphänomen, das die Volkswirtschaft viel Geld kostet, Paarbeziehungen erschwert und Stress in Familien bringt. Jeder dritte Erwachsene in Deutschland leidet unter Schlafstörungen. Dazu gehören unter Leistungsdruck stehende Arbeitnehmer ebenso wie junge Eltern, Frauen in den Wechseljahren, Menschen mit erheblichem Übergewicht und Studenten im Prüfungsstress. Für alle gilt: Schlafdruck reduziert die Leistungsfähigkeit. Forscher sprechen von einem sozialen Jetlag.

Eine Sache des Lebensstils

Wie Sie wachen, so schlafen Sie auch. Denn der Lebensstil, den Sie im Wachzustand pflegen, überträgt sich auch auf die Qualität Ihres Schlafs. Wer sich zu wenig bewegt, zu wenig an die Sonne kommt, unausgewogen isst und trinkt und sich nach einem anstrengenden Tag nicht entspannen kann, wird über kurz oder lang Probleme mit dem Ein- oder Durchschlafen bekommen. Hinzu kommen äußere Störfaktoren wie ein Schlafzimmer, das diese Bezeichnung nicht verdient, Licht und Lärm. Daueraktivität ist das Gebot der Zeit, nicht nur im Beruf oder im familiären Alltag, sondern auch in der Freizeit, am Wochenende und sogar im Urlaub. Geschlafen wird in der verbleibenden Restzeit. Eigentlich klar, dass so etwas auf lange Sicht nicht gut gehen kann.

Als Energiequelle ungenutzt

Schlaf – natürliche Energiequelle und Jungbrunnen zugleich. Viele Teenager und junge Erwachsene sind jedoch davon überzeugt, ihn (noch) nicht nötig zu haben – mit zunehmender Tendenz in den letzten beiden Jahrzehnten. Menschen dagegen, die jeden Tag volle Leistung bringen, wie etwa Toparbeitskräfte oder Mütter mit Doppelbelastung, schlafen aus anderen Gründen nicht genug. Für sie scheint Schlafmangel beinahe so etwas wie ein Ausweis für Fleiß und Selbstdisziplin zu sein.

Auch Schulkinder werden in Deutschland tagtäglich ein bis zwei Stunden zu früh aus ihren Betten geholt und mit Lernstoff versorgt, der in den noch müden Gehirnwindungen kreist, bevor er sich spätestens mittags langsam wieder verflüchtigt.

Leben nach der äußeren Uhr

Schlafforscher machen sich stark wegen dieses Raubbaus an einer der wichtigsten menschlichen Kraftquellen und fordern flexiblere Schul- und Arbeitszeiten. Denn das Leben nach einer starren äußeren statt nach der naturgegebenen inneren Uhr birgt unangenehme bis dramatische Folgen für die Gesundheit jedes Einzelnen, aber auch für die Gesellschaft im Ganzen. Der Schlafforscher Jürgen Zulley von der Universität Regensburg konstatierte nüchtern:

SCHLAFMANGEL IM PROMILLEVERGLEICH
Nach fünf Arbeitstagen mit Schlafdefizit ist die Reaktionszeit ebenso wie die zu einer Problemlösung so wichtige Kreativität deutlich eingeschränkt, vergleichbar mit bis zu einem Promille Alkohol im Blut. In einer Studie schnitten Studenten, die Bier oder Wein getrunken hatten, sogar noch etwas besser ab als die unausgeschlafene Vergleichsgruppe ohne Alkohol.

AUSZEIT IM KLOSTER
Sich eine Auszeit im Kloster zu nehmen – das ist bei Managern in Mode gekommen. Sie suchen dort Tage der Ruhe und Besinnung, ohne Hektik und ohne Terminkalender mit Pflichten und Erwartungshaltungen, eigenen und denen anderer.

»Krank, dumm und dick durch zu wenig Schlaf.« Die Menschen in den Industriestaaten haben in den letzten zwanzig Jahren ihr Schlafpensum von acht bis neun Stunden auf durchschnittlich siebeneinhalb Stunden reduziert. Damit räumen sie dem heutzutage fast unvermeidbaren Faktor Alltagsstress eine enorme Macht ein. Er ist die wichtigste Ursache für Schlafstörungen und weitere ungesunde Verhaltensweisen. Für körperliche (und entspannende) Aktivitäten ist kaum noch Zeit. Stattdessen setzen viele Menschen am Ende eines Tages auf »Entspannungsmethoden«, die keine sind: Fernsehen, Genussgifte, Süßigkeiten und Medikamente.

Wenn der Schlaf fehlt

Prinzipiell ist unser Körper – sofern wir normalerweise gut schlafen – widerstandsfähig genug, um auch mit einer zu kurzen Nacht klarzukommen. Er startet danach eventuell sogar ein Stück weiter durch als üblich: Ein höherer Spiegel an Stresshormonen, die über Nacht nicht abgebaut wurden, sorgt für einen aufgekratzten Start in den Tag. Allerdings stellen sich im weiteren Verlauf gelegentlich tote Punkte ein, zu erkennen an zitternden Händen, verschwommener Sicht sowie Heißhunger auf Süßes. Außerdem erhöht sich bei monotonen Arbeitsabläufen oder langen Autofahrten das Risiko für einen Sekundenschlaf. In der folgenden Nacht fällt dann die Tiefschlafphase etwas länger aus, um den Verlust der vorangegangen auszugleichen, und nach ein bis zwei normalen Nächten ist wieder alles im Lot.

Wird Schlafmangel jedoch zu Ihrem Lebensabschnittsbegleiter, dann haben Sie ein Problem. Zwar ist es individuell unterschiedlich, wann der Körper welche Symptome zeigt, aber ausbleiben werden sie nicht. Typisch sind in jedem Fall Verdauungsprobleme, eine erhöhte Schmerzempfindlichkeit, Herzbeschwerden, Bluthochdruck, Harnwegsprobleme und neurologische Erkrankungen von Migräne bis hin zu Depressionen und Burn-out.

Schlafmangel: eine Managerkrankheit?

Zumindest ist diese Berufsgruppe überdurchschnittlich häufig betroffen. 2006 erschien in der *Süddeutschen Zeitung* ein Beitrag mit dem schönen und treffenden Titel »Schlaf, Manager, schlaf!«. Dabei entspricht ein hart arbeitender Manager offenbar dem gesellschaftlichen Idealbild. Beinahe rund um die Uhr volle Leistung, und das am besten an sieben Tagen in der Woche, soll für die nötige Anerkennung sorgen und die Karriere sichern. Denn in unserer Arbeitswelt wird Erfolg nicht nur an den Ergebnissen gemessen. Viele Fach- und Führungskräfte empfinden bereits ihre 12- bis 16-Stunden-Tage als Teil ihrer Leistung.

Schlimm ist, dass ihr chronischer Schlafmangel oft nicht einmal von den Betroffenen selbst bemerkt, sondern notfalls mit ein paar Tassen Kaffee zusätzlich weggespült wird. Die Folgen dieses Defizits sind Gedächtnisblockaden, die durch eine verstärkte Ausschüttung des Stresshormons Cortisol entstehen, dessen Spiegel wiederum bis in die späten Abendstunden unverändert hoch bleibt. Denn er kann nur durch Bewegung abgebaut werden – der Beginn eines echten Teufelskreises.

Die häufigsten Schlafstörungen

Der Schlafforscher und Leiter des Interdisziplinären Schlafmedizinischen Zentrums der Charité Berlin, Ingo Fietze, bringt es auf den Punkt: »Wir alle leben in einer übermüdeten Gesellschaft. Wir organisieren unseren Alltag als Gemeinschaft halb wacher, vom Wecker aufgeschreckter, unausgeschlafener Menschen.« Überlegen und prüfen Sie für sich, welche der auf den folgenden Seiten beschriebenen Ein- oder Durchschlafbeschwerden am ehesten auf Sie zutrifft und was Sie selbst dagegen tun können, um wieder gut zu schlafen.

Schlafapnoe

Der Begriff »Apnoe« kommt aus dem Griechischen und bedeutet »Windstille«. Das hört sich erst einmal schön an. Tatsächlich gemeint ist damit jedoch ein gefährlicher Risikofaktor für Herz- und Kreislaufkrankheiten: der nächtliche, häufig wiederkehrende Atemstillstand in Kombination mit Schnarchen. Ursache dafür ist eine Erschlaffung der Muskulatur im Rachenraum. Die Zunge fällt dabei nach hinten und verschließt den Schlund. Besonders oft ist

SCHLAFPROBLEME IM WANDEL DER ZEIT?
Schlafprobleme stehen heute mehr im Fokus als früher, als man sich tagsüber noch eher Auszeiten gönnen konnte. In unserer Leistungsgesellschaft wird dagegen erwartet, dass der Mensch permanent fit ist. Deshalb hat der regenerierende Schlaf auch sehr an Bedeutung gewonnen.

dies der Fall, wenn sich der Schläfer oder die Schläferin in Rückenlage befindet. Durch einen Kollaps des Gewebes beim Einatmen werden die oberen Atemwege verlegt. Rund 35 bis 45 Prozent der Männer und 15 bis 28 Prozent der Frauen schnarchen infolgedessen. Erst bei einer Atempause von mehr als zehn Sekunden spricht man von einer Apnoe.

Mögliche Ursachen

Schlafmediziner haben festgestellt, dass eine Apnoe häufig auftritt, wenn folgende Voraussetzungen gegeben sind:

> Übergewicht allgemein,
> Übergewicht bei Frauen in der Postmenopause (nach den Wechseljahren),
> vergrößerte Tonsillen (Mandeln) oder Polypen,
> Unterkieferfehlstellungen, Mundschlussprobleme oder großer Halsumfang (Männer > 45 cm),
> Schlafen auf dem Rücken,
> Zigarettenkonsum,
> reichlicher Alkoholgenuss,
> Einnahme von Opioiden, beispielsweise im Rahmen einer Schmerztherapie.

OPERATIVE THERAPIE IN DEN USA
Am Standford Center in Kalifornien wird Schlafapnoe auch operativ behandelt. Berichten zufolge beträgt die Heilungschance zirka 93 Prozent. Bei dem chirurgischen Eingriff wird der Atemraum hinter der Zunge vergrößert, damit sich die Sauerstoffkonzentration im arteriellen Blut erhöhen kann.

Was macht Schlafapnoe so gefährlich?

Kommt es im Schlaf zu häufigen Atemstillständen, sendet das Gehirn als Notfallreaktion Signale an das Zwerchfell (den wichtigsten Atemmuskel) mit der Aufforderung weiterzuarbeiten, auch wenn die Luft fehlt. Dabei entsteht in den Atemwegen ein Unterdruck, wodurch sich diese nun vollends verschließen. Es folgt ein kurzes Aufwachen (Arousal, siehe Seite 22), begleitet von einem vernehmbaren Schnappen nach Luft.

Oft merkt der oder die Betroffene das nicht einmal, obwohl sich dieses Phänomen im Laufe der Nacht mehrfach wiederholen kann. Häufen sich die Atemstillstände jedoch, dann kommt es zu einer mangelnden Sauerstoffversorgung des Gehirns und einer erhöhten Ausschüttung von Stresshormonen. Dies wiederum kann zu Bluthochdruck, einem gesteigerten Herzinfarkt- und Schlaganfallrisiko sowie – in Kombination mit Übergewicht – sogar zu einer Diabeteserkrankung führen. Durch das ständige Wachwerden verkürzen sich die Tiefschlaf- und REM-Schlafphasen. Es kommt zu Tagesschläfrigkeit mit Einschlafzwang oder zur sogenannten Fatigue (französisch für Müdigkeit), was weit mehr bedeutet als nur müde zu sein. Schlafmediziner verbinden damit auch Erschöpfung oder Abgeschlagenheit ohne vorausgegangene körperliche Belastung. Die Betroffenen fühlen sich morgens unausgeschlafen, neigen zu Kopfschmerzen und zu Verspannungen der Schulter- und Nackenmuskulatur sowie zu schlechter Stimmung und mangelnder Stressstabilität. Besonders gefährlich ist ein dadurch auftretender Sekundenschlaf beim Autofahren oder bei Arbeiten im Gefahrenbereich. Das Unfallrisiko steigt im Haushalt und am Arbeitsplatz, besonders gefährdet sind Kraftfahrer. Im Schlafcheck ist deshalb das Ergebnis zum Punkt »Ihre Tagesmüdigkeit« (Seite 36) sehr wichtig.

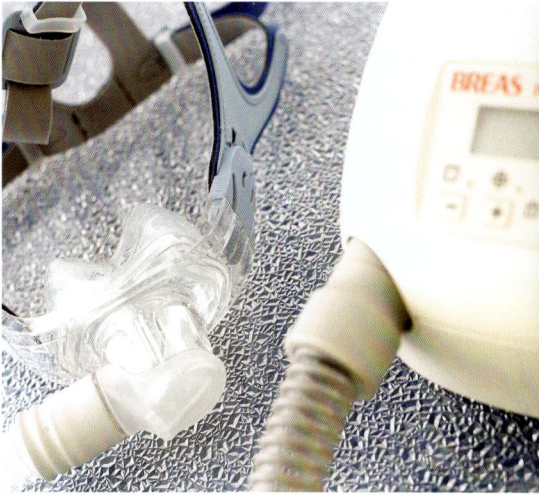

Durch die CPAP-Maske erhält der Apnoiker Raumluft mit leichtem Überdruck, sodass die Atemwege dauerhaft offen bleiben.

Was Sie tun können

Wenn Ihr Hausarzt eine Schlafapnoe vermutet, kann er ein Screening in einem Schlaflabor verordnen, dessen Kosten bei einem begründeten Verdacht von der Krankenkasse übernommen werden. Mithilfe eines Diagnosegeräts können im Schlaf Puls, Schnarchgeräusche und Sauerstoffversorgung gemessen werden. Ein Schlafmediziner wertet die Daten aus und wird Sie dann passend zu Ihrem Befund beraten.

In hartnäckigen Fällen kann es hilfreich sein, eine Nacht in einem Schlaflabor zu verbringen. Dort findet eine gründliche Schlafuntersuchung statt, bei der Atmung, Herzaktion und Sauerstoffversorgung, Körperbewegungen sowie REM- und Tiefschlaf-Phasen als Grundlage für eine Behandlung aufgezeichnet werden.

Unabhängig davon können Sie selbst einige Maßnahmen ergreifen, um der Schlafapnoe entgegenzuwirken:

TIPP: Die richtige Schlafposition

Schlafen in Rückenlage sollten Sie bei Apnoe vermeiden. Dafür eignen sich Schlafnudeln oder -rollen. Ein in den Rücken des Schlafoberteils auf Brusthöhe eingenähter Tennisball verhindert ebenfalls, dass Sie sich im Schlaf auf den Rücken drehen.

> bei Übergewicht das Gewicht reduzieren,
> Alkohol- und Nikotinkonsum einschränken.

Nach Rücksprache mit Ihrem Arzt:

> Medikamente absetzen, die die Schlafstruktur beeinflussen (Beruhigungs- und Schlafmittel),
> sich vom Zahnarzt eine Bissschiene anpassen lassen,
> mit einer spezielle Maske (einem sogenannten CPAP-Gerät) schlafen. Das Gerät verhindert den Verschluss der Atemwege und gilt als Standardtherapie zur Behandlung von Apnoe.

Rastlose Beine: das »Restless Legs Syndrom«

Bei dem Syndrom der periodischen Beinbewegungen im Schlaf (volkstümlich: rastlose Beine) handelt es sich um eine Störung des Dopaminsystems im Gehirn. Es tritt in unterschiedlichen Ausprägungen auf und äußert sich, wenn der Betroffene abends zur Ruhe kommt: Seine Beine werden unruhig. Ein unangenehmes Gefühl in den Waden zwingt ihn immer wieder, aufzustehen und sich zu bewegen. Dadurch wird der Schlaf oberflächlicher und weniger erholsam. Tagesmüdigkeit und verminderte Konzentrationsfähigkeit sind die Folgen.

Was Sie tun können

Für eine erfolgreiche Behandlung der Krankheit stehen erprobte verschreibungspflichtige Medikamente zur Verfügung, sobald sie eindeutig diagnostiziert ist. Leichtere Verläufe bedürfen meist keiner oder nur vorübergehender medikamentöser Behandlung. Oft hilft bereits regelmäßige Bewegung.

Primäre Insomnien

Nicht einschlafen oder nicht durchschlafen können: Diese über Jahre erlittene Schlafstörung (Mediziner nennen sie Insomnie) fühlt sich für die Betroffenen nicht selten an wie die Hölle auf Erden. In besonders dramatischen Fällen kann Insomnie zur Depression (siehe Seite 52) führen. Damit schwindet dann jegliche Lebensfreude. Von einer Einschlafstörung sprechen Mediziner dann, wenn Sie regelmäßig und über einen längeren Zeitraum

STIMMT DIE DIAGNOSE AUCH?

Das Restless Legs Syndrom (kurz RLS) wird häufig falsch diagnostiziert. Lediglich bei etwa einem Viertel der Patienten in Europa mit RLS stellen Ärzte auf Anhieb die richtige Diagnose. Die Betroffenen erhalten folglich nur eine unzureichende oder gar falsche Behandlung. Wichtig ist die Abgrenzung zur Polyneuropathie, eine häufig durch den Typ-2-Diabetes verursachte Erkrankung des peripheren Nervensystems.

hinweg gut mehr als eine halbe Stunde brauchen, um endlich total übermüdet einzuschlummern. Betroffene, die sich Abend für Abend ein bis zwei Stunden nur herumwälzen, betrachten ihr Bett schließlich als regelrechten Feind.

Bei gesunden Schläfern dauert das Einschlafen manchmal nur einige Minuten, eine Viertelstunde oder etwas mehr. Das ist individuell unterschiedlich und kann zudem leicht schwanken. Gerade in der Phase des Einschlafens spiegeln sich der Verlauf des Tages (vor allem die Höhe- und Tiefpunkte) und die Gestaltung des Abends wider. Deshalb sind Rituale vor dem Schlafengehen so sinnvoll.

Die Stunde des Wolfs

Schlechtes Einschlafen ist das eine. Doch damit ist die Tortur für viele noch lange nicht zu Ende. Vielleicht kennen Sie das ja auch: Ab 3.00 Uhr liegen Sie hellwach im Bett und können nicht mehr einschlafen. Wir bedienen uns der indianischen Sprache und nennen diese Zeit »Stunde des Wolfs«. Noch ist nicht genau belegt, warum sie um 3.00 Uhr herum einsetzt. Folgende Erklärung wird in der Schlafforschung für denkbar gehalten:

Etwa um diese Zeit stellt sich der Stoffwechsel um. Das Wachstumshormon fließt nicht mehr, dafür wird Cortisol ausgeschüttet. Die Schilddrüse arbeitet verstärkt. Melatonin erreicht seinen höchsten Stand, das uns wahrscheinlich gerade in dieser sensiblen Phase im Schlaf halten soll. Gelingt das nicht, erleben wir die negativen Wirkungen des Schlafhormons: Nicht nur die körperlichen Funktionen werden herabgesetzt, sondern auch die Stimmung ist düster – was ihm den Spitznamen »Grübelhormon« eingebracht hat. Zudem erreicht der Mensch gegen 3.00 Uhr seine niedrigste Körpertemperatur. Das wirkt sich ebenfalls stimmungsdämpfend aus. Nachtarbeiter haben um diese Zeit nachweislich ihre höchste Fehlerquote.

Wie sich Insomnien verfestigen

Erleben Sie jetzt einen ganz normalen Weckimpuls (Arousal) und reagieren gestresst mit » O Gott, ich bin ja schon wieder wach«, setzen Sie eine Spirale der Schlaflosigkeit in Gang. Denn nach

DIE BIOLOGISCHE MITTERNACHT

Die »Stunde des Wolfs«, die etwa gegen 3.00 Uhr anbricht, nennen Mediziner auch »biologische Mitternacht«, da der Stoffwechsel in dieser Phase auf Tagesaktivität umstellt.

SCHLAFARCHITEKTUR MIT TYPISCHEN »AROUSALS«

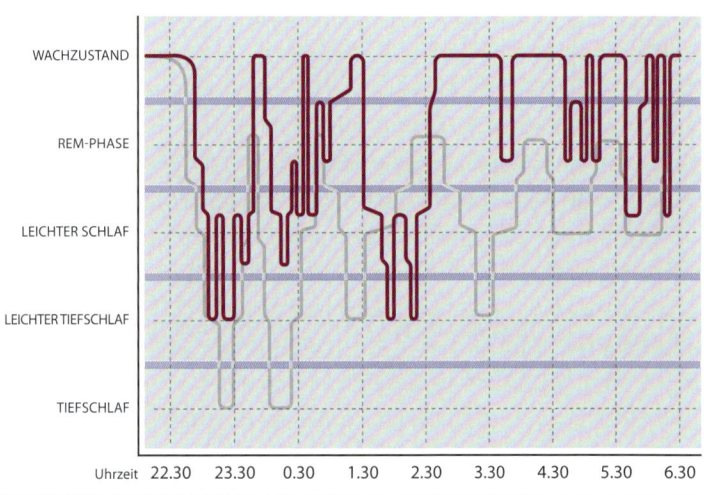

WACHZUSTAND

REM-PHASE

LEICHTER SCHLAF

LEICHTER TIEFSCHLAF

TIEFSCHLAF

Uhrzeit 22.30 23.30 0.30 1.30 2.30 3.30 4.30 5.30 6.30

TIPP: Schlafen Sie erst darüber

Es stimmt: Morgens sieht die Welt anders aus. Das betrifft nicht nur kleinere Sorgen, sondern auch im Moment unlösbar erscheinende Probleme. Bauen Sie auf Ihre Kraft und Energie, die Sie aus einem guten Schlaf schöpfen können.

dem Erwachen geht es ja wieder um das primäre Problem, das Einschlafen, das genauso schwerfällt wie beim Zubettgehen vor ein paar Stunden. Durch die Kombination des wach machenden Cortisols und des stimmungsdämpfenden Melatonins kommen wir ins Grübeln. Dabei tauchen unlösbare Probleme auf, die bei Tageslicht betrachtet vielleicht gar nicht so schlimm sind.

Dummerweise können wir uns dieses Verhalten angewöhnen, sodass es auch dann auftritt, wenn gar kein Problem in Sicht ist. Psychologen sprechen von einer Konditionierung. Die Sorge oder das Problem löst sich auf, die Schlafstörung bleibt. Die gute Nachricht: Dieses Muster können Sie mit unserem Schlaftraining (ab Seite 102) erfolgreich durchbrechen.

Frühzeitiges Erwachen

Ein anderes Insomniesymptom ist das frühzeitige Erwachen, das die Nachruhe kräftezehrend verkürzt. Man wacht eine bis eineinhalb Stunden vor dem Klingeln des Weckers auf, wälzt sich herum und fällt erst wieder in den Schlaf, wenn man eigentlich schon aufstehen muss. Damit wird die Nacht zu kurz für echte

Erholung. Das frühzeitige Erwachen ist oft eine typische Begleiterscheinung bei Stress oder Depressionen. Ein Schlaftraining kann helfen, wieder zur Ruhe zu kommen. Möglicherweise ist auch eine psychotherapeutische Unterstützung ratsam.

Sekundäre Insomnien

Ein- und Durchschlafstörungen, die durch körperliche oder psychische Vorerkrankungen und/oder Medikamente wie etwa Cortison, Ramipril und bestimmte Antidepressiva verursacht werden, nennen Mediziner sekundäre Insomnien. Bei Depressionen und bei schwerem Burn-out-Syndrom gehören sekundäre Insomnien immer zum Beschwerdebild. Auch zahlreiche neurologische Erkrankungen, wie etwa Parkinson, Fibromyalgie oder Migräne, beeinträchtigen den Schlaf. Lassen Sie sich in diesen Fällen von einem Arzt Ihres Vertrauens ganzheitlich beraten und gegebenenfalls behandeln.

Hypersomnie – müde am Tag

»Ich bekomme genug Schlaf, und doch reichen drei Wecker nicht aus, um mich zu wecken. Ich lasse mich sogar noch von Freunden anrufen, aber selbst das Telefon höre ich meistens nicht. Was soll ich nur tun?« Erkennen Sie sich wieder? Starke Schläfrigkeit am Tag (Hypersomnie) ist ein nicht zu unterschätzendes Phänomen. Die Ursachen sind jedoch sehr unterschiedlich. Vielleicht ist Ihr Schlaf doch nicht so gut und tief, wie Sie vermuten. Oder es liegt eine Erkrankung vor, die nicht diagnostiziert ist und demzufolge nicht behandelt wird. Das könnte beispielsweise eine Schlafapnoe sein (siehe Seite 41 ff.), die fast immer mit einer intensiven Müdigkeit am Tag einhergeht. Oder die seltene Narkolepsie, die sich durch Einschlafattacken aus heiterem Himmel auszeichnet.

Was Sie tun können

Falls Sie schon länger unter dieser Müdigkeit leiden und Tipps im Kapitel »Hilfe bei alltäglichen Schlafbeschwerden« (ab Seite 50) nicht weiterhelfen, sollten Sie einen Arzt aufsuchen. Eine Hypersomnie bedarf zur Sicherheit immer einer ärztlichen Abklärung.

HYPERSOMNIE BELASTET DOPPELT
Hypersomniker erleben ihren Alltag als sehr mühsam. Nicht einmal ein Nickerchen bringt ihnen Erholung. Zudem gelten sie oft in ihrem Umfeld – völlig zu Unrecht – als faul oder träge.

Fallbeispiele aus dem Klinikalltag

Schlafstörungen sind sehr individuell und müssen auch so behandelt werden. Deshalb ist es für Ärzte sehr wichtig, die genaueren Lebensumstände zu kennen. Nur dann können Patienten davon ausgehen, dass die empfohlenen Maßnahmen erfolgreich sind und die richtigen Medikamente verordnet werden.

Fall Frau C.: Sie klagt über Ein- und Durchschlafstörungen. Sie habe viel erlebt in ihrem Leben: Flucht aus dem Heimatland, Verlust von Hab und Gut, Tod ihres Sohnes. Ihr Arbeitsplatz sei gefährdet, sie könne sich nicht krankmelden, obwohl sie so erschöpft und müde sei. Erst gegen Morgen, wenn sie eigentlich schon aufstehen müsse, könne sie schlafen. Davor wälze sie sich stundenlang im Bett und denke über vieles nach. Besonders schlimm sei es im Herbst, wenn alles so dunkel werde.
> Auf Nachfragen bestätigt die Patientin, ihr sei seit Langem alles zu viel. Frau C. hat eine Depression, die sich in der dunklen Jahreszeit noch verschlechtert. Sie sollte im Sinne des Schlafratgebers beraten werden. Vorübergehend wird ihr ein Antidepressivum Linderung verschaffen. Möglicherweise benötigt sie auch psychologische Unterstützung.

Fall Frau H.: Sie sei 49 Jahre alt, jammere eigentlich nicht gern, aber sie habe zunehmend Stress mit ihrem Ehemann. Da sie neuerdings morgens schon zwischen 4 und 5 Uhr wach werde, vermehrt schwitze und immer wieder über Kopfschmerzen klage, sei er ungehalten. Er fühle sich gestört und würde außerdem keine Frauen mit Befindlichkeitsstörungen mögen. Um ihn nicht zu stören, drehe sie ganz leise ihre Decke um. Die Kühlung bringe ihr etwas Erleichterung. Gelegentlich nehme sie auch eine Tablette von ihrer Freundin.
> Es stellt sich heraus, dass es sich bei der Tablette um ein ungefährliches pflanzliches Östrogenpräparat handelt. Dennoch gilt: Man sollte nie Tabletten von wohlmeinenden Mitmenschen einnehmen, das kann fatale Folgen haben. Frau H. hatte Glück, das pflanzliche Östrogen war genau das Richtige für sie. In den Wechseljahren spielen die Hormone oft verrückt. Ein pflanzliches Östrogen oder auch ein Östrogengel, nach gynäkologischer Kontrolle verabreicht, kann Abhilfe schaffen. Etwas Verständnis vom Ehemann und gefühlvolle Zuwendung würde der Partnerschaft und dem Hormonspiegel von Frau H. guttun. Die Schlafstörungen wären auf einfache und preiswerte Art gelindert. Nebenbei: Kühlung durch das Drehen der Zudecke sorgt für verbesserte Schlafhormonausschüttung.

Fall Frau T.: Sie klagt über starke Schlafstörungen und häufige, heftige Schmerzen, es helfe gar nichts mehr. Sie habe schon alles versucht, auch mehrere Schlafmittel hintereinander. Der Hausarzt habe ihr jetzt sogar schon Morphium und ganz starke Schlaftabletten verordnet. Trotzdem könne sie nicht schlafen. Sie sitze dann vor dem Fernseher und rauche. Ihren Arbeitsplatz habe sie schon lange verloren, sie habe öfter Fehler gemacht.

> Hier handelt es sich um die desolateste Möglichkeit einer Schmerz- und Schlafstörung. Frau T. ist bereits psychisch und körperlich von Schlaf- und Schmerzmitteln abhängig. Die Situation verschlechtert sich noch durch ihre Rauchgewohnheiten. Hier wird eine stationäre Entwöhnung mit flankierenden Maßnahmen aus dem Schlaftrainer notwendig. Der Erfolg hängt allerdings maßgeblich von der aktiven Mithilfe von Frau T. ab. Vor dauerhafter Schlaf- und Schmerzmitteleinnahme wird dringend gewarnt.

Fall Frau K.: Sie klagt über Durchschlafstörungen. In der zweiten Nachthälfte wache sie mit unangenehm kribbelnden, ziehenden Schmerzen in beiden Händen auf. Auch die Finger seien manchmal pelzig. Bewegung verschaffe ihr leichte Linderung.

> Es stellt sich heraus, dass nur Daumen, Zeige- und Mittelfinger und die Hälfte des Ringfingers betroffen sind. Der Neurologe stellt eine Nervenenge (Carpaltunnelsyndrom) an den Händen feststellt. Eine kleine Operation lässt Frau K. wieder durchschlafen.

Fall Herr B.: Er sei 65 Jahre alt, schlafe zwar immer gut ein, könne aber nicht durchschlafen, weil er bis zu achtmal nachts auf die Toilette müsse. Obwohl er einen starken Harndrang verspüre, komme jedes Mal nur wenig.

> Eine Urinuntersuchung schließt einen Harnwegsinfekt aus. Der Urologe stellt jedoch eine vergrößerte Prostata (Vorsteherdrüse) fest. Ein Medikament verschafft Herrn B. Linderung, und er schläft wieder besser durch.

Fall Herr M.: Er habe in letzter Zeit stark zugenommen, sein Herz sei unruhig, und man habe auch eine Zuckererkrankung bei ihm festgestellt. Viel tiefer getroffen als all das habe ihn, dass seine Frau aus dem gemeinsamen Schlafzimmer ausgezogen sei. Er schnarche so laut und atme nicht regelmäßig. Er schrecke nachts selbst oft schweißgebadet und mit trockenem Mund auf. Verschämt berichtet er über ein Wegnicken, und das oft auch noch beim Autofahren.

> Auf Nachfragen bestätigt die Ehefrau beängstigend lange nächtliche Atempausen, vor allem bei Rückenlage. Ein Schlaflabor stellt Herrn M. ein kleines Screeninggerät für zu Hause zur Verfügung. Wird anhand der Aufzeichnungen eine Schlafapnoe bestätigt, kann Herr M. entsprechend behandelt werden. Meist genügt es bereits, nachts eine Rückenlage zu verhindern. Damit würden das Schnarchen und die Atempausen reduziert.

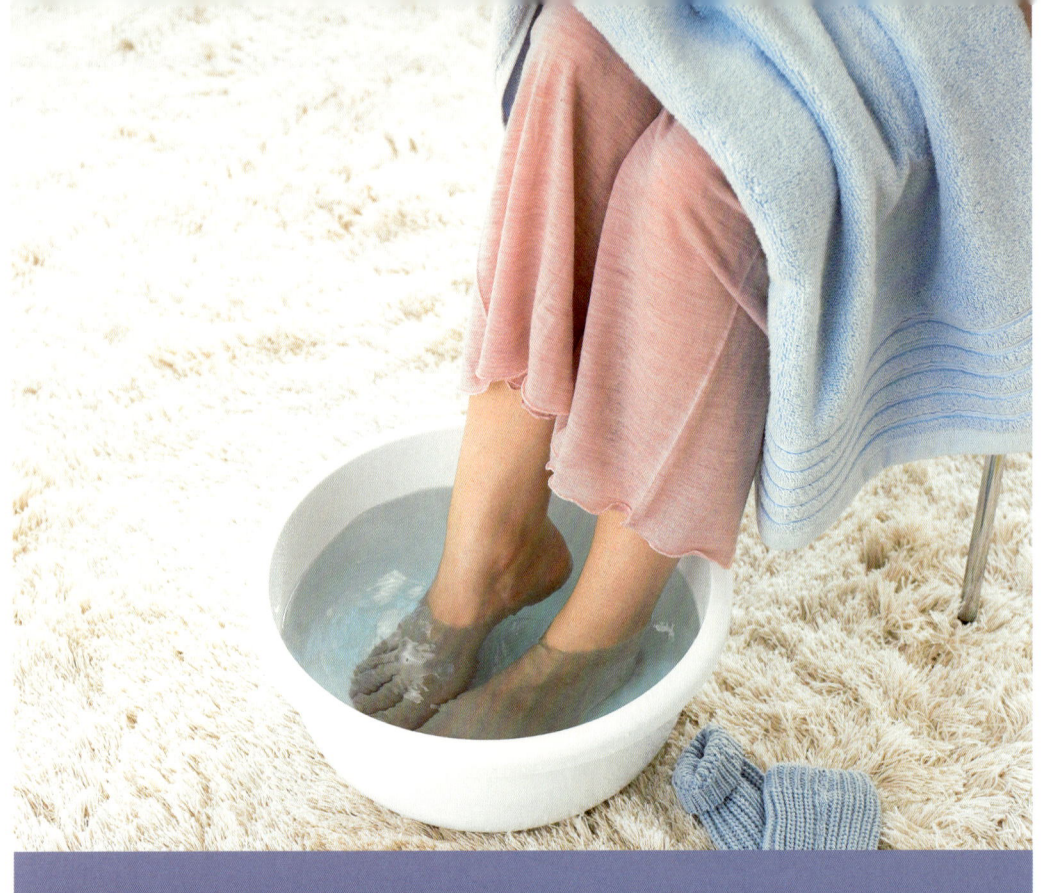

Hilfe bei alltäglichen Schlafproblemen

Es gibt eine Menge unterschiedlicher Gründe, weshalb das Ein- und Durchschlafen so schwerfällt. Eines jedoch haben alle Menschen mit dauerhaftem Schlafmangel gemein: Sie setzen zu hohe Erwartungen in den Schlaf und verspannen sich bei dem Bemühen, endlich wieder (durch-)schlafen zu können. Schlaf ist lebenswichtig – keine Frage. Versuchen Sie dennoch, Ihren Schlaf mit mehr Gelassenheit zu betrachten. Damit Sie bald herausfinden, was Ihnen für eine erholsame Nacht guttut.

Ein Gläschen in Ehren

Das abendliche Gläschen Wein oder Bier zur Entspannung vor dem Fernseher ist für viele Menschen ein beliebtes Ritual. Zum Problem wird es, wenn es nicht bei dem einen Glas bleibt: Ihre Schlafarchitektur wird vom Alkohol ein Stück weit eingeebnet und Ihr Tiefschlaf damit in Dauer und Qualität reduziert. Der gesamte Nachtschlaf wird oberflächlicher und leichter. Die Neigung zum Schnarchen erhöht sich. Zudem werden Sie durch Entgiftungsarbeiten, die Ihr Körper in den frühen Morgenstunden erbringt, sowie leichte Entzugserscheinungen öfter wach. Auch der Blutzuckerspiegel steigt nach Alkoholkonsum, was die Regeneration durch das Wachstumshormon behindert.

Das tut Ihrem Schlaf gut

Abends ein Glas trockener Weiß- oder, noch besser, Rotwein (0,2 Liter) oder 0,3 bis 0,5 Liter Bier sind durchaus im vertretbaren Rahmen und können auf angenehme Weise helfen, abzuschalten und zur Ruhe zu kommen. Rotwein gilt in Maßen genossen tatsächlich als ein besonders gesundes Lebensmittel. Die darin enthaltenen bioaktiven Pflanzenstoffe (und sogar Melatonin ist in Spuren vorhanden) wirken sich positiv auf die Herz-Kreislauf-Funktionen sowie auf das Immunsystem aus, so das Ergebnis vieler medizinischer Studien. Insbesondere Magnesium wirkt stressmindernd und fördert dadurch das Einschlafen. Wenn Rotwein nicht anregend auf Sie wirkt, ist ein Gläschen in Ehren durchaus ein genussreiches Entspannungsmittel. Idealerweise trinken Sie es zum Abendessen.

ROTWEIN – EIN LEBENSELIXIER
Während Weißwein aus dem gepressten Saft von Trauben hergestellt wird, werden für den Rotwein ganze Trauben samt Schalen gemaischt. Und diese sowie die Kerne enthalten die meisten gesundheitsfördernden Stoffe. Besonders effektiv sollen die dunklen Rotweine sein.

Gute Träume

Jeder Mensch hat hin und wieder Albträume, aus denen er schlimmstenfalls schweißgebadet erwacht. Vermutlich dienen sie der Emotionsverarbeitung. Gehäuft auftretende Albträume sind nach den Erfahrungen von Schlaftrainern allerdings ein Signal dafür, dass aktuell etwas ziemlich schiefläuft. Möglicherweise hält der Betroffene an einem traumatischen Erlebnis aus der Vergangenheit fest, oder er ist gerade dabei, ein solches aufzulösen.

»Ich werde sowieso wieder nicht schlafen können.« Schon allein diese Angst lässt die Schlaflosigkeit zur sich selbst erfüllenden Prophezeihung werden. Vertrauen Sie der Kraft Ihrer Gedanken und konditionieren Sie sich positiv. Formulieren Sie jeden Abend nach dem Zähneputzen vor dem Badezimmerspiegel: »Ich werde heute gut und tief schlafen!« Sobald sich die Negativformulierung wieder einschleicht, bleiben Sie stur bei Ihrem positiven Ansatz. Wiederholen Sie ihn in Gedanken immer wieder. Sie werden sehen, dass Ihnen nach einiger Zeit die Augen wie von selbst zufallen.

Das tut Ihrem Schlaf gut

Sobald Ihnen die Angst vor belastenden Träumen die Freude an der Nachtruhe vergällt, ist es an der Zeit, sich über psychotherapeutische Unterstützung Gedanken zu machen. Träume können im Rahmen einer Gesprächs- oder Verhaltenstherapie zumindest ihren Schrecken verlieren, wenn nicht ganz aufgelöst werden. Ihre Botschaften, die eine wertvolle Hilfe für den Alltag sein können, entfalten sich oft erst bei genauer Betrachtung.

Wege aus Burn-out und Depression

Psychische Beschwerden gehen nicht selten Hand in Hand mit Schlafstörungen, ohne dass im Nachhinein immer klar ist, welches Symptom zuerst da war oder welches als Auslöser für das andere diente. Längere Phasen tiefer Niedergeschlagenheit und/oder Erschöpfung sind ernst zu nehmende gesundheitliche Probleme und haben nichts mit einem Mangel an Selbstdisziplin zu tun! Sollten Sie sich also sehr oft schläfrig fühlen oder gar ungewollt tagsüber einschlafen, herrscht Alarmstufe rot. Lassen Sie die Ursachen durch Ihren Arzt oder einen Somnologen abklären, bevor für Sie selbst oder andere ernsthafte Gefahr entsteht. Häufig wird lediglich die psychische Erkrankung beachtet, in der Annahme, dass sich die Schlafstörungen damit ebenfalls erledigen. Studien belegen jedoch, dass dauerhaft schlechter Schlaf das Risiko für Depressionen deutlich erhöht!

Das tut Ihrem Schlaf gut

Entscheidend ist, dass Sie sich alles genau anschauen, sowohl Ihren Erschöpfungszustand beziehungsweise Ihre Depression als auch die Schlafstörung. Nehmen Sie alle Symptome ernst und wichtig, tabuisieren Sie sie nicht und zögern Sie nicht, sich im Zweifelsfall therapeutische Hilfe zu holen.

Gemütlicher schlafen

Nächtliches Drehen und Wenden in Maßen ist ganz natürlich und hängt mit unseren Schlafphasen und Träumen zusammen. Sind jedoch zu alte, zu harte oder durchgelegene Bettsysteme die Ursache für das nächtliche Herumwälzen, sollten Sie schnellstens Abhilfe schaffen. In den Achtzigerjahren waren harte Matratzen sehr angesagt, obwohl diese für die meisten Menschen völlig ungeeignet sind. Trotzdem spukt das Qualitätskriterium »hart schlafen ist gesund« noch in vielen Köpfen herum.

Das tut Ihrem Schlaf gut

Sorgen Sie für ein angenehmes und störungsfreies Schlafumfeld. Wie Sie dieses optimal gestalten, erfahren Sie ab Seite 71.

Elektrosmog vermeiden

Fernseher am Bett, Digitalwecker und Handy auf dem Nachttisch, Computer in Sichtweite, alte Stromleitungen in der Wohnung: Möglicherweise stören elektrische und magnetische Felder sowie elektromagnetische Wellen, die diese Geräte ausstrahlen, Ihren Schlaf. Studien, die die negative Wirksamkeit von Elektrosmog belegen, gibt es zu Tausenden. Solche, die Elektrosmog als harmlos einstufen, allerdings ebenfalls. Fakt ist, dass wir Elektrizität nicht wahrnehmen, sie aber gut messen und beschreiben können. Wenn Sie unter Schlafproblemen leiden, sollten Sie bezüglich Elektrosmog vorsichtshalber auf Nummer sicher gehen.

Am besten lassen Sie von einem Baubiologen die Strombelastung um Ihren Schlafplatz herum messen. Bei diesem Verfahren liegen Sie auf Ihrem Bett und halten eine Sonde in der Hand. Auf dem angeschlossenen Messgerät können Sie sehen, wie viel Strom

BURN-OUT ODER DEPRESSION?

Unter Burn-out versteht man anhaltende Erschöpfungszustände, die vielfältiger Art sein können und bei einer vernünftigen Gestaltung des Alltags gut selbst wieder in den Griff zu bekommen sind. Eine Depression ist eine klar definierte Krankheit in unterschiedlichen Erscheinungsformen und Ausprägungen. Betroffene benötigen professionelle Hilfe.

gerade durch Ihren Körper hindurchfließt. Nicht selten werden dabei die gesundheitlich gerade noch unbedenklichen Werte von wenigen 100 mV stark überschritten. Schuld daran können alte, noch auf Putz verlegte, mangelhaft installierte oder schlecht isolierte Leitungen oder ein Mangel an Erdung sein.

Das tut Ihrem Schlaf gut

Über eine Freischaltung an der Sicherung für den Stromkreis Ihres Schlafzimmers lässt sich das Problem meist recht einfach beheben. Generell kann eine Freischaltung eine sinnvolle (und bezahlbare) Investition für einen ruhigen Schlaf und damit für Ihre Gesundheit sein. Sollten Sie noch ein schnurloses Telefon mit einer Basisstation älteren Baujahrs benutzen, die ununterbrochen sendet, ersetzen Sie das Gerät am besten durch ein neueres, das nur bedarfsabhängig funkt. Und noch eine sehr neuzeitliche Empfehlung: Schalten Sie Ihr Handy zwischendurch ruhig einmal aus und gönnen Sie sich den Luxus, nicht erreichbar zu sein. Denken Sie bei Elektrosmog unbedingt auch an das Kinderzimmer, selbst wenn es dort (noch) kein Schlafproblem gibt.

Heißhunger ausbremsen

BREAKFAST
Der menschliche Körper ist nachts auf Fasten programmiert. Das hat sich im englischen Wort »breakfast« für Frühstück manifestiert.

Stehen Sie jede Nacht etwa um dieselbe Zeit vor Ihrem offenen Kühl- und Vorratsschrank und suchen nach Leckereien, die Sie im Moment glücklich und danach hoffentlich auch schläfrig machen sollen? Sie wissen wahrscheinlich selbst, dass das Glücksgefühl nach einem Becher Eiscreme oder einer halben Tafel Schokolade nur von kurzer Dauer ist und dass das schlechte Gewissen danach umso heftiger plagt. Sollte aus der nächtlichen Schlemmerei eine feste Angewohnheit werden, tun Sie sich leider gar nichts Gutes. Ihr Blutzuckerspiegel schnellt nach jeder Mahlzeit in die Höhe, und ihre Bauchspeicheldrüse muss zur Unzeit Überstunden machen, um den (zu allem Überfluss auch noch wach machenden) Zucker mithilfe einer Extraportion Insulin wieder abzusenken. Und das traurige Ende vom kurzfristigen Hochgefühl: Der nächtliche Trost setzt sich auf den Hüften an. Auf Dauer werden die Körperzellen so unempfindlich gegen Insulin, und der Stoffwechsel kann in Richtung einer Diabeteserkrankung entgleisen. Doch damit nicht genug: Es läuft auch noch die Balance der Hunger- und Sättigungshormone Leptin und Ghrelin aus dem Ruder (siehe Seite 14).

Das tut Ihrem Schlaf gut

Statt sich in den Nachtstunden etwas Süßes einzuverleiben, sollten Sie lieber eine Abendmahlzeit mit viel Eiweiß und wenig Kohlenhydraten zu sich nehmen. Aus Eiweiß kann die Leber Zucker herstellen. Damit wird auch nachts Ihr zuckerhungriges Gehirn gut versorgt. Gönnen Sie sich als Nachtisch eine kleine Banane, einen Joghurt (natur), Nüsse (natur) oder ein paar Rippchen dunkle Schokolade – sie alle wirken schlaffördernd.

Schilddrüsenprobleme erkennen

Schlafstörungen, ständiger Zeitdruck und Hetze, und das auch am Wochenende. Hinzu kommen eine fast unerklärliche Gewichtszu- oder -abnahme und bleierne Müdigkeit oder das Gegenteil davon: völlige Überdrehtheit. Falls das auf Sie zutrifft, dann leiden Sie möglicherweise an einer Schilddrüsenstörung. Diese treten gehäuft bei Frauen auf. Tatsächlich reagiert die Schilddrüse besonders empfindlich auf Stress und Ängste. Ein Facharzt für Endokrinologie kann anhand eines Blutbilds und einer Ultraschalluntersuchung (Sonographie) feststellen, ob Sie beispielsweise an einer Schilddrüsenentzündung oder einer Schilddrüsenfehlfunktion leiden. Beide Erkrankungen können für die oben genannten Beschwerdebilder verantwortlich sein, die mit Schilddrüsenhormonen einfach zu behandeln sind.

Das tut Ihrem Schlaf gut

Wenn Sie eines der oben genannten Symptome zusätzlich zu Ihren Schlafstörungen feststellen, sollten Sie umgehend Ihren Hausarzt oder direkt einen Facharzt aufsuchen. Er wird Sie medikamentös so einstellen, dass Sie Ihr Schlafproblem und eine eventuelle Schilddrüsenstörung in den Griff bekommen. Bleiben Sie vorsichtshalber unter Beobachtung.

DER DICKE HALS

Die Schilddrüse liegt normalerweise unsichtbar unterhalb des Kehlkopfs. Ein sichtbares Zeichen für eine gestörte Schilddrüsenfunktion ist der Kropf (Fachbegriff Struma). Am häufigsten entsteht er durch Jodmangel im Körper.

Lärm drosseln

Liebt Ihr Wohnungsnachbar Heavy-Metal-Musik, und das vor allem zur Schlafenszeit? Schnarcht Ihr Liebster? Oder wohnen Sie an einer stark befahrenen Hauptstraße, Bahntrasse oder in der Nähe einer Flugschneise? Nicht nur, dass Lärm als solcher unangenehm ist, als Umweltverschmutzung gilt und Sie vom Schlaf abhält. Er erhöht auch nachweislich den Stresspegel und schwächt das Immunsystem. Lärm beeinträchtigt die Gesundheit.

Das tut Ihrem Schlaf gut

Wenn möglich, sind schalldichte Fenster eine gute Hilfe. Die kostengünstigste Alternative sind allerdings ganz einfache Ohrstöpsel (aus knetbarem Wachs oder Kunststoff), die in Apotheken und Drogeriemärkten erhältlich sind. Nach Belieben können Sie sich eine etwas teurere Variante auch individuell bei einem Hörgeräteakkustiker anfertigen lassen. Achtung: All diese Geräuschdämpfer erfordern einen Wecker mit besonders lautem Wecksignal!

Licht aus!

Tageslicht ist entscheidend für die Synchronisation unseres Wach- und Schlafrhythmus. Deshalb bringt ein zu starker Lichteinfluss in der Nacht, etwa durch Straßen- oder Neonbeleuchtung, den Körper leicht durcheinander. Ein kleines Notlicht beeinträchtigt nicht.

Das tut Ihrem Schlaf gut

Blickdichte Vorhänge, Rollläden, Jalousien oder eine Schlafmaske verhelfen zu schlaffördernder Dunkelheit.

Fernseher, Computer & Co.

Ein stressreicher Tag geht zu Ende: Was gibt es jetzt Schöneres, als sich vor den Fernseher zu setzen? Munter durchs Programm zappen, bis die Augen fast zufallen. Und möglichst noch fix vor den Computer, private E-Mails checken, chatten oder twittern. Dann aber ab ins Bett, völlig übermüdet und hellwach zugleich. Kein Wunder: Ihr Gehirn stand nach einem anstrengenden Tag noch einmal zwei, drei Stunden lang unter Dauerstress.

Das tut Ihrem Schlaf gut

Gegen einen schönen oder auch spannenden Fernsehfilm am Abend ist nichts einzuwenden. Versuchen Sie jedoch, den Abschluss des Tages anders zu ritualisieren. Sorgen Sie durch entsprechende Vorratshaltung dafür, dass Sie sich abends ohne großen Aufwand etwas Fisch mit frischem Gemüse zubereiten können. Mit einem Stück (Bitter-)Schokolade und einem schönen Glas Rotwein machen Sie es sich anschließend vor dem Fernseher gemütlich. Übrigens: Ein gutes Buch ist durchaus eine Alternative!

Ein Schläfchen zwischendurch

Etwa so lang, bis der Schlüsselbund aus der Hand fällt – kennen Sie den alten Trick? Um nicht zu viel kostbare Lebenszeit zu (ver-) schlafen, dachte sich der deutsche Philosoph Arthur Schopenhauer angeblich diesen Trick aus.

Das tut Ihrem Schlaf gut

Ein Tagesnickerchen bis zu etwa 20 Minuten ist gesund und verbessert die Leistung in den Nachmittagsstunden. Das zu lange Nickerchen dagegen bringt Kreislauf und Stimmung auf den Tiefpunkt – und reduziert den Schlafdruck für die Nacht, was wiederum das Ein- und Durchschlafen erschweren kann. Das Gleiche gilt für zu lange Liegezeiten in der Nacht: Wer nämlich

GU-ERFOLGSTIPP   FÜR KREATIVITÄT UND EFFIZIENZ AM NACHMITTAG

Powernapping nennt man bei uns neudeutsch die etwa 15-minütige Schlafpause nach dem Mittagessen oder um die frühe Nachmittagszeit. In den Mittelmeerländern wie Italien und Spanien heißt so etwas Siesta. Sie gehört so fest zum Tagesablauf, dass sogar die Geschäfte bis nachmittags um 16.00 Uhr geschlossen haben (um dafür bis 20.00 Uhr oder länger geöffnet zu sein). Die kurze Schlafpause sorgt für Kreativität und Effizienz in den Nachmittagsstunden. So sehr das auch belächelt werden mag – es ist eine Tatsache und längst bewiesen. Wenn Sie also bis in die Abendstunden geistig voll da und noch dazu kreativ sein wollen, gönnen Sie sich mittags ein Powernapping.

aus Sorge, nicht genug zu schlafen, schon um 21.00 Uhr im Bett liegt und sich erst um 7.00 Uhr wieder aus den Federn erhebt, liegt mit zehn Stunden schlicht zu lang im Bett, um am nächsten Abend ausreichend Schlafdruck zu haben.

Sich Freiraum verschaffen

Können Sie ohne Kuscheln nicht einschlafen? Das Durchschlafen ist auf alle Fälle ohne Körperkontakt leichter, wie die Forschung belegt. Es gibt klare Hinweise, dass besonders Frauen »ohne Tuchfühlung« besser schlafen. Männer hingegen haben ihre Liebste gern auch nachts dicht an ihrer Seite. Trotzdem: Schnarchen, Herumwälzen oder das Anknipsen von Licht sorgen für mäßig gute Nächte und schlechte Laune am nächsten Tag.

Das tut Ihrem Schlaf gut

Falls der Ehesegen bereits durch unterschiedliche Schlafmuster gestört ist, ist für jeden ein eigenes Zimmer empfehlenswert. Berufen Sie sich ruhig auf aktuelle Erkenntnisse aus der Schlafforschung und besuchen Sie sich gegenseitig zum Kuscheln. Solche Verabredungen können auch Ihrem Liebesleben guttun!

Schnarchen unerwünscht

Nein, Schnarchen macht keinen Unterschied zwischen den Geschlechtern, auch wenn andere Meinungen kursieren. Abendlicher Alkoholgenuss und Übergewicht können die Intensität des Schnarchens noch verstärken. Nach der Menopause schnarchen auch Frauen zunehmend mehr. Normales Schnarchen ist – solange es nicht von Atemaussetzern begleitet ist – gesundheitlich nicht riskant, aber äußerst unangenehm für den/die Zuhörer/in.

Das tut Ihrem Schlaf gut

Chirurgische Eingriffe sind nicht empfehlenswert, da sie oft genug keinen (oder keinen dauerhaften) Erfolg zeigen, aber irreversibel sind. Verzichten Sie besser auf Alkoholkonsum und achten Sie auf Ihr Gewicht. Viele Schnarcher reduzieren dadurch zumindest die Lautstärke. Dem Partner/der Partnerin helfen Ohrenstöpsel oder gleich ein separates Schlafgemach. Ermutigend ist eine Studie aus Frankreich, nach der die Frauen von Schnarchern – einmal eingeschlafen – einen qualitativ guten Schlaf haben.

Stress, lass nach!

Beruflicher und privater Stress gelten als Hauptursachen für Schlafstörungen. Dabei ist Stress im Grunde genommen eine gesunde Reaktion, die im Laufe der Evolution unser Überleben sicherte. Begegnungen mit Säbelzahntigern konnten durch eine entsprechende Stressreaktion erfolgreich gemeistert werden. Heute begegnen uns wilde Tiere allerdings eher selten. Auf Stress im Büro, Termindruck, Mobbing, anstrengende Teenager zu Hause oder den genervten Partner reagieren viele Menschen jedoch noch genauso wie ihre Vorfahren vor zigtausend Jahren, als Probleme durch Kampf oder Rückzug erledigt wurden.

Signale von Stresshormonen (Adrenalin, Noradrenalin und Cortisol) setzen den Körper in Alarmbereitschaft, sodass er zur Flucht oder für den Kampf (fight-or-flight) bereit ist, je nachdem, wie der Gegner und die Aussicht auf einen günstigen Ausgang eingeschätzt werden. Früher folgte eine Phase der Erschöpfung auf Kampf oder Flucht mit anschließender Regeneration. Die Stresshormone waren somit schnell abgebaut, und die Körpersysteme liefen wieder auf Normalfunktion. Heute ist der Cortisolspiegel am Ende eines Tages häufig immer noch stark überhöht. Die Folge ist, Sie finden keine Ruhe, auch wenn Sie es wollen.

Das tut Ihrem Schlaf gut

Gewöhnen Sie sich an, bei negativem Stress umgehend mit körperlicher Aktivität zu reagieren. Sie haben keinen Boxsack im Büro? Nun, das haben die wenigsten. Schließen Sie einfach die Tür ab und hüpfen Sie eine Weile auf der Stelle. Sollte Ihr Schreibtisch in einem Großraumbüro stehen, dann sprinten Sie über mehrere Stockwerke die Treppen hinauf oder laufen Sie einmal zügig um den Block. Weitere Strategien zur schlaffördernden Entschleunigung finden Sie ab Seite 75.

Entspannt durch die Wechseljahre

Die zweite Pubertät der Frau wird diese Zeit nach der langen Fruchtbarkeit auch genannt: Bestimmt durch die Abnahme von Östrogen und insbesondere des schlaffördernden Weiblichkeitshormons Progesteron geraten Gefühle und Körper bei vielen Frauen in dieser Lebensphase völlig durcheinander. Hitzewallungen, nass geschwitzte Pyjamas oder Nachthemden und eine erhöhte Sensibilität machen das Ein- und Durchschlafen bisweilen sehr schwierig. Dabei wäre eine erholsame Nachtruhe gerade in diesen Jahren der Stimmungsschwankungen wünschenswert.

TIPP: Damit Sie vorbereitet sind
Halten Sie bei extremen Hitzewallungen ein Handtuch, ein feuchtes Tuch, etwas kühlendes Lavendelwasser, ein Nachthemd zum Wechseln und ein frisches Laken bereit, damit die Nachtruhe nicht lang unterbrochen wird.

Das tut Ihrem Schlaf gut

Seien Sie gut zu sich und achten Sie auf Ihre Bedürfnisse. Ihre hormonellen Dysbalancen können Sie durch regelmäßige Bewegung an der frischen Luft, durch ein spezielles Hormonyoga, aber auch durch die Anwendung von Progesterongel (erkundigen Sie sich bei Ihrem Gynäkologen) oder die Einnahme pflanzlicher Arzneimittel positiv beeinflussen (siehe rechte Seite). Ein warmes Fußbad etwa eine Stunde vor dem Schlafengehen verhilft Ihnen leichter in Morpheus' Arme. Auch eine liebevolle, stabile Beziehung, eine vernünftige Ernährung, die Vermeidung von Stress beziehungsweise die richtige Stressbewältigung, falls er sich nicht vermeiden lässt, tragen zu einem erholsamen Schlaf bei.

Heilpflanzen für die Wechseljahre

Unangenehme Hitzewallungen, plötzliche Stimmungsschwankungen, anhaltende Nieder-geschlagenheit, Schlafprobleme – das alles sind natürliche Begleiterscheinungen auf-grund von Hormonveränderungen in den Wechseljahren. Dennoch können Sie Körper und Psyche stabilisieren und Ihre Selbstheilungskräfte unterstützen. Viele Frauen setzen aus berechtigter Sorge vor Nebenwirkungen bei chemisch produzierten Arzneien heute vorran-gig auf sanfte Alternativen. Am besten lassen Sie sich in der Apotheke eingehend beraten.

Traubensilberkerze

Sie ist kein Hormon, hat aber eine vergleich-bare Wirkung, denn sie besetzt die Östrogen-rezeptoren. Damit reduzieren Sie Hitzewallun-gen. Traubensilberkerze ist in Form von Trop-fen oder Kapseln erhältlich.

Steinklee

Er wirkt krampflösend und beruhigend und eignet sich deshalb besonders gut zur Be-handlung von Schlafstörungen während der Wechseljahre. Steinklee wird getrocknet als Tee angeboten. Fertigpräparate haben oft einen hohen Alkoholanteil.

Yamswurzel

Die kartoffelähnliche Pflanze enthält Diosge-nin, das dem weiblichen Progesteron (ein schlafförderndes Hormon) chemisch sehr ähn-lich ist. Extrakte der Wurzel sind in pulverisier-ter Form als Kapseln erhältlich. Sie wirken stärker als die Wurzeln selbst, da ihr Diosge-ningehalt wesentlich höher ist.

Ginseng

Neben zahlreichen anderen Wirkungen sagt man Ginseng auch eine östrogenartige Wir-kung nach. Er soll gegen allgemeine Altersbe-schwerden und Hitzewallungen wirksam sein. Achten Sie auf Präparate aus kontrolliertem Anbau, die mit standardisiertem Wirkstoffge-halt ausgezeichnet sein sollten. Ginseng gibt es als Tropfen, als Tee und in Drageeform.

Salbei

Er ist nicht nur ein wohlschmeckendes Kraut für die moderne Küche. Er wirkt ausgleichend auf das Temperaturzentrum im Gehirn, hemmt die überschießende Produktion der Schweiß-drüsen und erleichtert das Atmen bei Erkäl-tungen. Außerdem entkrampft er den Bauch und wirkt entspannend. Salbei können Sie als Öl, Tee oder Frischkraut zu sich nehmen.

Soja, Erbsen, Linsen, Bohnen

Diese Lebensmittel enthalten Phytoöstrogene, die bei klimatischen Beschwerden helfen.

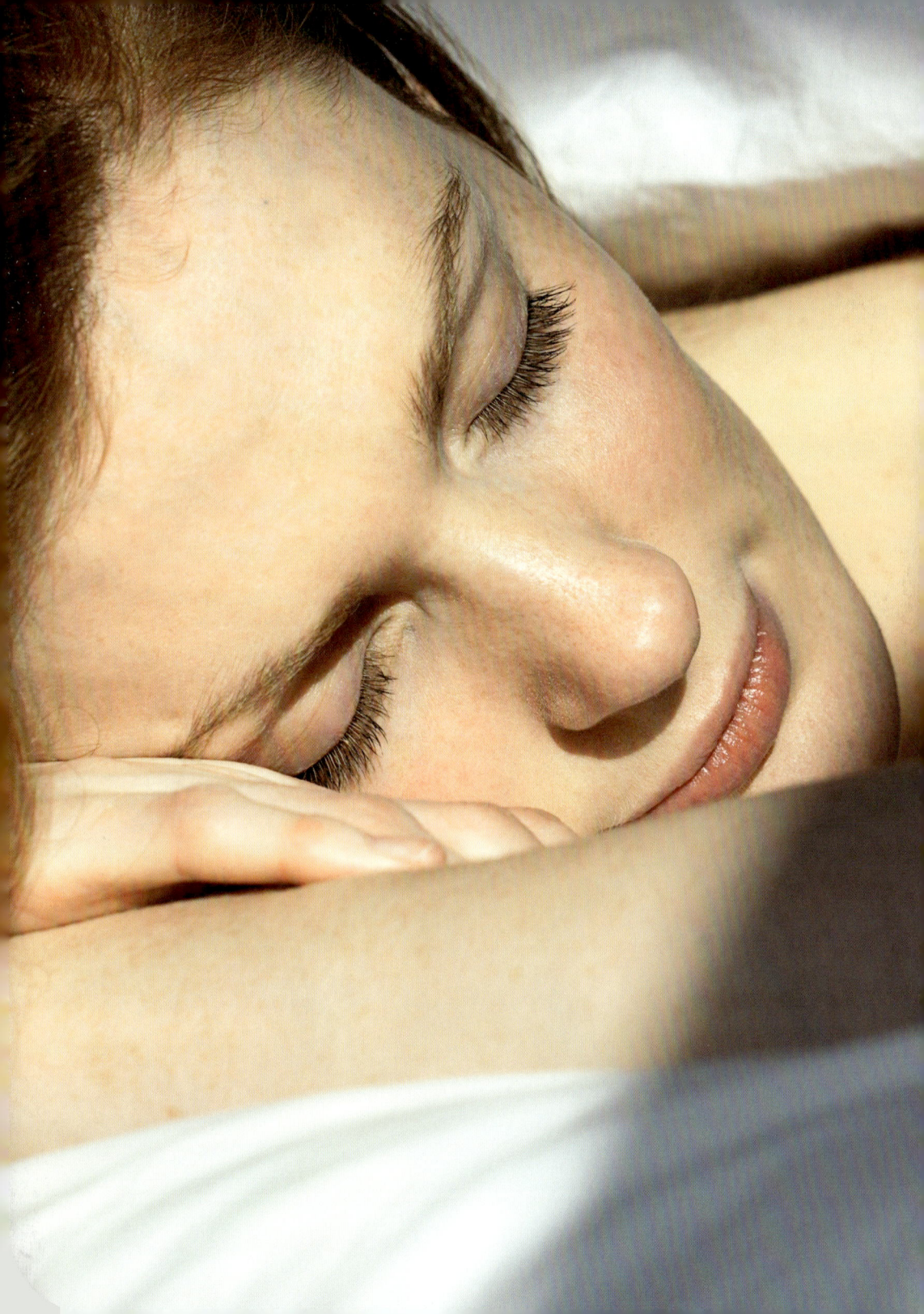

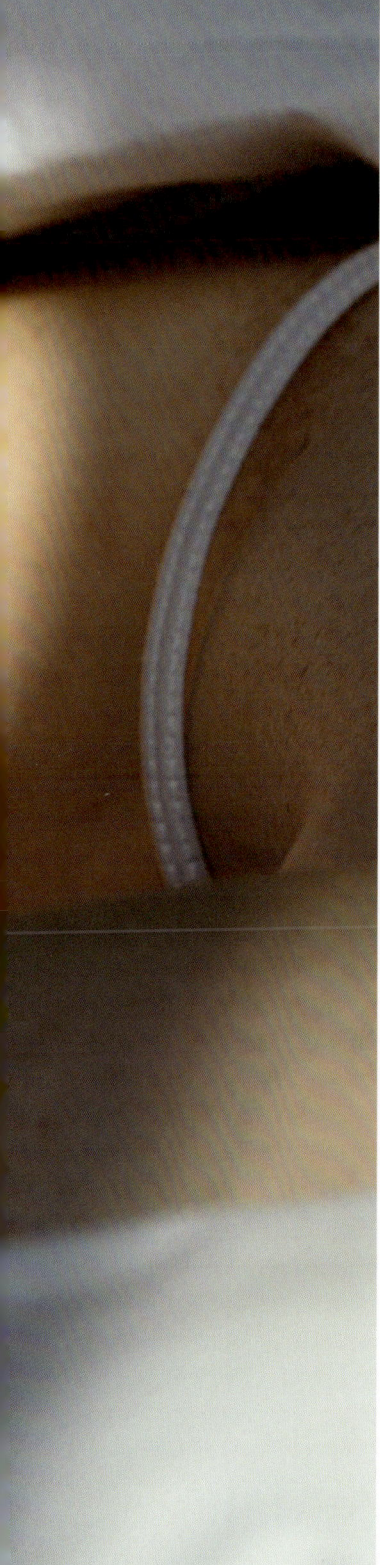

EINE GERUHSAME NACHT

Sorgen Sie ab heute für einen guten Schlaf in der Nacht und damit für mehr Vitalität und Stressstabilität am Tag. Vier erprobte Schritte, die Sie im Schlaftraining üben, unterstützen Sie dabei.

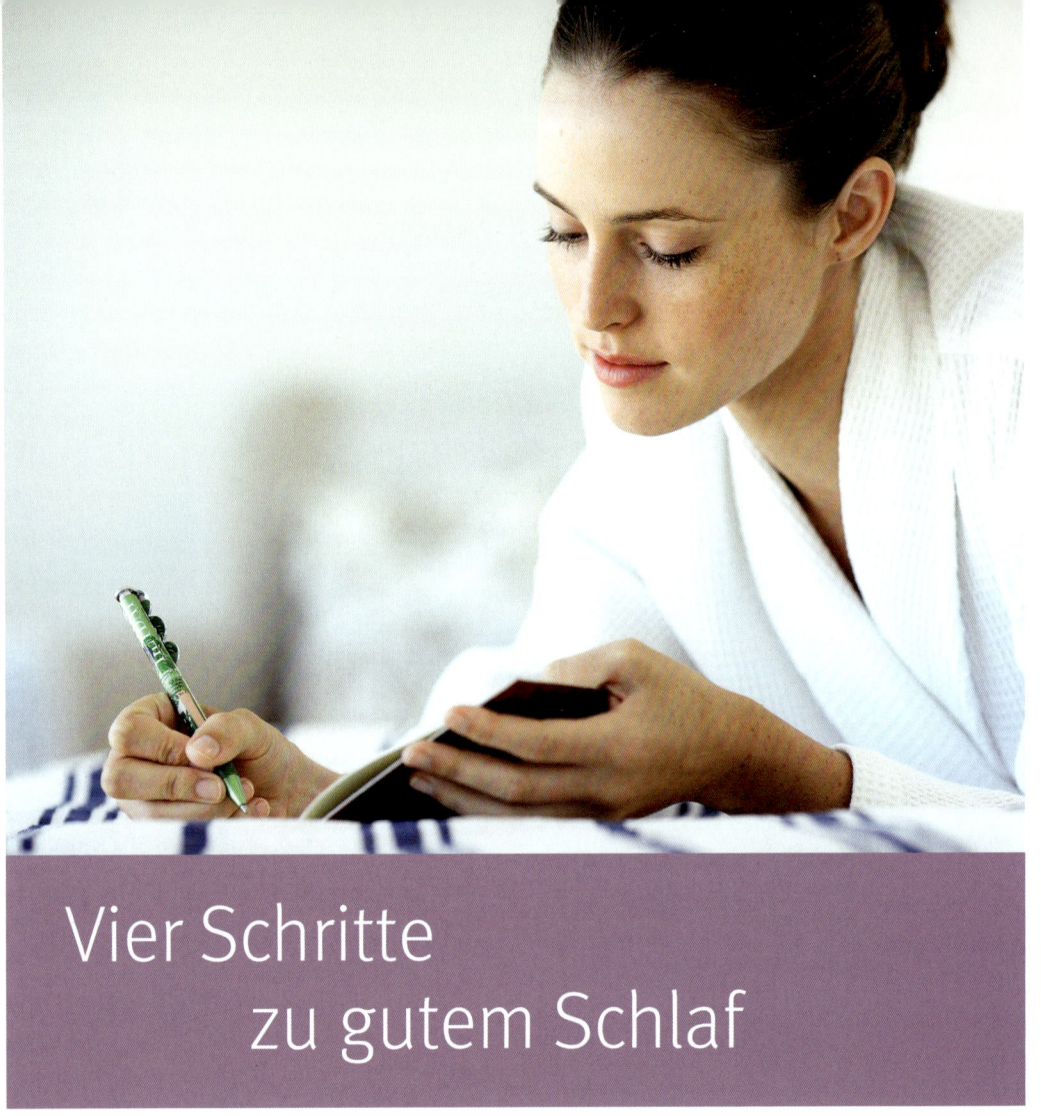

Vier Schritte
zu gutem Schlaf

Wenn Ihr Schlaf bereits zu Ihrem persönlichen Angstgegner geworden ist, dann lassen Sie sich an dieser Stelle beruhigen: Guten Schlaf kann man lernen oder vielmehr trainieren. Das liegt daran, dass der Mensch in einem bestimmten Rhythmus tickt. Einen gesunden Wach- und Schlafrhythmus können Sie unterstützen, indem Sie Ihren Alltag strukturieren und abends bewusst abschalten und zur Ruhe kommen. Dazu sollten Sie wissen, ob Sie eine Eule oder eher eine Lerchè, ein Kurz- oder ein Langschläfer sind.

Schritt 1: Zur Ruhe kommen

Es ist nicht schwierig, auf seinen individuellen Biorhythmus zu achten. Ausnahmen sind Schichtarbeiter und Menschen, die häufig zwischen verschiedenen Zeitzonen wechseln müssen. Für sie gelten besondere Empfehlungen (siehe Seite 59). Überprüfen Sie also zuerst, mit welcher Schlafdauer Sie sich grundsätzlich am wohlsten fühlen. Sollten Sie bereits seit geraumer Zeit unter Ein- und Durchschlafstörungen leiden, versuchen Sie sich daran zu erinnern, wie lange Sie früher normalerweise geschlafen haben, um sich morgens fit zu fühlen. Hilfreich ist es, ein Schlaftagebuch zu führen (siehe Seite 74 f. und Folder, hinten im Buch eingeheftet).

> Kurzschläfer wie der Erfinder der Glühbirne, Thomas Alva Edison, und Kaiser Napoleon kamen locker mit fünf bis sechs Stunden Schlaf aus.

> Mittellangschläfer brauchen sechs bis acht Stunden Schlaf, um sich morgens gut gerüstet für den Tag zu fühlen.

> Langschläfer – zu dieser Gruppe gehören pubertierende Jugendliche, die das selten wahrhaben wollen – brauchen mehr als acht Stunden Schlaf. Auch wenn Sie krank oder in der Genesungsphase sind, brauchen Sie deutlich mehr Schlaf.

Finden Sie Ihren Chronotyp heraus!

Ob Sie eine Eule oder eine Lerche sind, können Sie am leichtesten an einem freien Tag feststellen, wenn Sie nicht unter Weck- und Termindruck stehen. So berechnen Sie Ihre Schlafmitte:

> Wenn Sie gegen 22.00 Uhr müde sind und schlafen gehen und gegen 6.00 Uhr ohne Wecker aufwachen, dann liegt Ihre Schlafmitte um 2.00 Uhr morgens, und Sie sind eine typische Lerche.

> Wenn Sie zwischen 23.00 und 24.00 Uhr schlafen gehen und etwa gegen 7.00 Uhr von selbst wach werden, dann liegt Ihre Schlafmitte um 3.00 Uhr, und Sie sind ein normaler Chronotyp.

> Wenn Sie zwischen Mitternacht und 1.00 Uhr ins Bett finden und bis 9.00 Uhr schlafen, liegt Ihre Schlafmitte um 5.00 Uhr morgens, und Sie sind eine richtige Eule. Extreme Eulen erreichen Ihren Schlafmittelpunkt bisweilen erst um 6.00 oder sogar um 7.00 Uhr.

TIPP: Heiß-kalte Wechselduschen

Sie sind morgens trotz ausreichendem Schlaf immer noch müde? Lassen Sie vom Arzt oder in der Apotheke Ihren Blutdruck messen. Bei niedrigem Blutdruck helfen nach dem Aufstehen heiß-kalte Wechselduschen.

Beide Faktoren, Ihr individuelles Schlafbedürfnis und Ihr Chronotyp, helfen Ihnen bei der Strukturierung Ihres Alltags nach
Ihrer persönlichen Leistungskurve. So wissen Sie, wann Sie konzentriert sind und volle Leistung bringen können, wann die beste
Zeit für Sie ist, um Routinearbeiten zu erledigen, und wann Sie
körperlich fit genug sind für Ihr Sportprogramm.

Strukturieren Sie Ihren Alltag!

Wie Ihre Nachtruhe aussieht, wird ganz wesentlich von Ihrem
Tagwerk bestimmt. Versuchen Sie deshalb, Ihren Tag stärker zu
rhythmisieren und zu ritualisieren. Ihr Körper und Ihr seelisch-
geistiges Wohlbefinden werden es Ihnen danken.

Legen Sie genaue Zeiten für den Ablauf Ihres Tages fest: aufstehen, frühstücken, beruflichen oder anderweitigen Aufgaben
nachkommen, Mittagessen, Spaziergang, Nachmittagsverpflich-
tungen, nach der Arbeit abschalten, Abendessen, abendliches Ritual. Das kommt Ihnen zu zwanghaft vor? Mit festen Terminen
bekommen Sie langsam wieder Ordnung in Ihren Alltag. Sie werden lernen, Ihre Prioritäten anders zu setzen – Mahlzeiten und
Entspannung werden zu ebenso wichtigen Tageseinheiten wie
Aufgaben am Arbeitsplatz oder im Haushalt.

Der Wochenplan ab Seite 102 kann eine erste Stütze dabei sein,
Ihre Zeit Tag für Tag im Sinne Ihres Biorhythmus richtig einzu-
teilen. So sind Sie tagsüber fit und zufrieden und kommen
abends wirklich zur Ruhe. Halten Sie insbesondere in der ersten
Zeit Ihres Schlaftrainings alle Termine genau ein. Wenn das auf
Anhieb noch nicht perfekt klappt, lassen Sie Ihren Kopf nicht
hängen. Geben Sie keinesfalls auf, sondern gehen Sie Ihr festes
Tagesprogramm am nächsten Tag wieder diszipliniert an.

Ein aktiver Tag macht schön müde

Je höher Ihr Schlafdruck am Abend, desto intensiver fällt Ihre
Tiefschlafphase aus und desto mehr Anti-Aging-Wirkung entfal-
tet Ihr Schlaf! Achten Sie mit Beginn Ihres Schlaftrainings bewusst auf mehr Bewegung und Aktivität im Alltag. Heute ist vieles
so konzipiert, dass wir uns möglichst wenig in Bewegung setzen

müssen. Das ist nicht nur in Sachen Schlaf völlig kontraproduktiv. Denn jeder Mensch braucht – ebenso wie Essen, Trinken und die Luft zum Atmen – ausreichend Bewegungseinheiten für seine Muskulatur. Nur so laufen der Stoffwechsel und das Hormonsystem richtig rund. Wer jedoch Tag für Tag vor allem am Schreibtisch, im Auto oder auf der Couch verbringt, senkt nicht nur seinen Grundumsatz, also den Kalorienbedarf pro Tag. Er erhöht damit auch sein Risiko für einen chronisch erhöhten Cortisolspiegel. Das ist vor allem der Fall, wenn zum stundenlangen Sitzen eine erhöhte Stressbelastung kommt.

Das heißt nun nicht, dass Sie ins nächste Sportgeschäft hetzen und sich eine umfangreiche Ausrüstung für eine beliebige Sportart zulegen sollen, die Sie nach spätestens drei Tagen wieder aufgeben. Mehr Alltagsaktivität ist das Stichwort, und das erreichen Sie ganz leicht, wenn Sie zum Beispiel auf Folgendes achten:

> Anregend nach dem Aufstehen ist ein etwa zehnminütiges Gymnastik- oder Yogaprogramm.

> Ist Ihnen das zu viel, dann lassen Sie Ihr Auto in der Garage und gehen Sie zu Fuß oder fahren Sie mit dem Rad zur Arbeit oder zum Einkaufen.

> Lassen Sie den Aufzug oder die Rolltreppe links liegen und nehmen Sie stattdessen die Treppen.

GU-ERFOLGSTIPP   DIE PERSÖNLICHE ENTSCHLEUNIGUNG

Gehen Sie achtsam mit sich um. Dazu gehört auch, mit Selbstbewusstsein seine persönlichen Entschleunigungstermine zu vertreten. Niemandem ist damit gedient, wenn Sie Ihr Mittagsessen in fünf Minuten im Stehen hinunterschlingen, wenn Sie darauf verzichten, täglich einmal etwa eine halbe Stunde an die frische Luft zu gehen, oder Ihren Sport über Wochen vernachlässigen, um für andere da zu sein. Warten Sie nicht, bis Sie notgedrungen zur Kenntnis nehmen müssen, dass Sie nicht unentbehrlich sind.

Deshalb: Wenn Sie einen überquellenden Terminkalender haben, setzen Sie bewusst neue Prioritäten: Was ist wirklich sofort wichtig? Was kann später oder morgen erledigt werden? Wenn Sie noch kleine Kinder betreuen, legen Sie sich mittags mit ihnen hin.

> Wenn Sie viel am Schreibtisch sitzen, stehen Sie jede Stunde auf, um zwei bis drei Minuten Dehnübungen zu machen.

Ihnen fallen sicher selbst noch viele geeignete Möglichkeiten ein, um tagsüber aktiver zu werden. Richtig gut tut natürlich eine Auszeit, die Sie mit Bewegung oder Sport füllen. Ideal wäre ein täglicher Spaziergang von mindestens 20 Minuten oder dreimal pro Woche zu laufen, zu walken oder Fahrrad zu fahren. Hervorragend sind auch fernöstliche Bewegungsübungen (siehe ab Seite 78), die neben ihren positiven Wirkungen auf die Skelettmuskulatur und koordinativen Fähigkeiten zusätzlich eine tiefenentspannende Wirkung haben. Am besten erlernen Sie Yoga, Qigong, asiatische Kampfkunst, Autogenes Training und ähnliche Techniken in einem Kurs. Im Handel gibt es auch Bücher, zum Teil mit CDs (siehe Seite 122), die sich gut zum alleinigen Üben eignen. Die beste Zeit für jedes Bewegungsprogramm, egal ob schweißtreibendes Joggen oder sanftes Yoga, sind der frühe Morgen und der späte Nachmittag.

So klappt es auch mit dem Schönheitsschlaf

SCHÖN IM SCHLAF
Im Schlaf läuft die Zellregeneration auf Hochtouren, die Körperfunktionen brennen dagegen auf Sparflamme. Damit hat der Körper nachts ausreichend Kapazität zur Verfügung, die vom Alltagsstress in Mitleidenschaft gezogenen Zellen wieder in Schwung zu bringen.

Eine der Härten unseres Lebens scheint das Älterwerden zu sein. Das jedenfalls machen uns Hochglanzmagazine glauben. Dabei gehört Altern einfach zum Leben: Ab dem 30. Lebensjahr laufen die Wachstums- und Regenerationsprozesse nicht mehr ganz so schnell ab wie noch mit 20. Je besser wir auf einen ausgewogenen, gut durchrhythmisierten Alltag achten, zu dem auch ausreichend Schlaf gehört, umso langsamer geht das Altern vor sich.

Wichtig ist in diesem Zusammenhang zu wissen, dass sich die Hormonproduktion im Lauf der Jahre ändert. Mit zunehmendem Alter nimmt bei Frauen die Produktion der Geschlechtshormone Östrogen, Progesteron und auch Testosteron ab und bei Männern die Menge an Testosteron. Bei beiden Geschlechtern reduziert sich das Wachstumshormon, das Nacht für Nacht ausgeschüttet wird. Je bewegungsärmer der Alltag, desto schneller läuft dieser Prozess ab. Zudem schwindet mit zunehmendem Alter die Muskulatur und wird durch Fett ersetzt. Hier liegt ein Schlüssel verborgen, der nicht nur zu einem besseren Schlaf, sondern auch

GU-ERFOLGSTIPP   TUN SIE SICH GUTES

Die Phase zwischen einem anstrengenden Tag und dem erholsamem Schlaf nennt man Schlafhygiene. Ob Sie darunter ein heißes Bad mit entspannenden Kräuter- oder Ölzusätzen oder das Betrachten des nächtlichen Sternenhimmels verstehen: Sie wissen intuitiv am besten, was Ihnen guttut. Das kann Ihre Kanne Lieblingstee sein und dazu ein paar Stückchen dunkle Schokolade. Das kann aber auch ein Gespräch mit dem Partner sein, bei dem bewusst darauf verzichtet wird, sich über den Berufsalltag oder den Kinderhort zu beklagen. Vielleicht rufen Sie sich zu zweit frühere Erlebnisse ins Bewusstsein, über die Sie sich amüsiert haben, oder betrachten Fotos von einem gelungenen Urlaub. Dazu ein Gläschen Rotwein und entspannende Musik im Hintergrund, und der Tag kann in Ruhe ausklingen.

zu einem besser ausbalancierten Hormongleichgewicht führt. Denn wenn es Ihnen gelingt, Ihre Muskulatur weitgehend zu erhalten, dann bringen Sie neuen Schwung in Ihr Immunsystem, halten Ihr Gehirn fit, beugen Depressionen vor und halten den Geschlechtshormonspiegel oben. Regelmäßige körperliche Aktivität und – noch effizienter – ein gut dosiertes kontinuierliches Krafttraining machen dies möglich. Das merken Sie umgehend an Ihrer physischen und psychischen Leistungsfähigkeit, an Ihrer Libido, an Ihrem guten Aussehen und nicht zuletzt an einer stabilen Ausschüttung des Wachstumshormons (siehe Seite 15).

Essen und Trinken für den gesunden Schlaf

Unsere täglichen Mahlzeiten dienen nicht nur als wichtige Taktgeber in einem strukturierten Alltag. Durch die Zusammensetzung beeinflussen Sie auch ganz entscheidend Ihren Stoffwechsel, Ihr Hormonsystem sowie Ihren Wach- und Schlafrhythmus. Täglich benötigen Sie ein gewisses Maß an Kohlenhydraten (Zucker), Fetten und Eiweiß. Dazu kommen Vitamine, Mineralstoffe und Spurenelemente, die in frischen und qualitativ wertvollen Lebensmitteln in der Regel ausreichend enthalten sind.

Je nach Tageszeit verarbeitet unser Körper diese Nährstoffe besonders gut oder tut sich besonders schwer damit. Aus diesem

Grund empfehlen wir eine Insulintrennkost, die die Bauchspeicheldrüse schont, den Blutzucker- und damit den Insulinspiegel morgens erhöht, was tagsüber fit und leistungsfähig macht, und abends die Ausschüttung von Wachstumshormon fördert und dabei den Insulinspiegel flach hält.

Fitmacher Frühstück

Es gibt Menschen, die verzichten ihrer Figur zuliebe auf ihr Frühstück. Studien zeigen, dass dieser Verzicht wenig bringt. Zum einen sorgt er für Konzentrationsabfall und Müdigkeit am Vormittag, da das Gehirn dringend Zucker benötigt, um gut zu funktionieren. Zum anderen sorgt er für Heißhungerattacken auf Süßes: Somit ist die vermeintliche Kalorienersparnis schnell wieder aufgehoben. Besser folgen Sie der alten Regel: Frühstücken wie ein Kaiser, zu Mittag essen wie ein König und zu Abend essen wie ein Bettelmann (wobei ein schlafförderndes Abendessen gar nicht so armselig ausfällt, wie Sie vielleicht befürchten, siehe Rezepte im Kapitel »Ihr Schlaftraining ab heute«, ab Seite 102).

Um gut durch den Vormittag zu kommen, gönnen Sie sich morgens ruhig Kohlenhydrate satt in Form von Brot und Brötchen mit süßen oder fruchtigen Aufstrichen, Müsli oder Cornflakes. Damit geht Ihr Blutzuckerspiegel nach oben, und Sie fühlen sich fit und vor allem satt. Ihre Bauchspeicheldrüse wird infolgedessen den Gegenspieler des Blutzuckers (Glukose) ausschütten: das Hormon Insulin. Es sorgt dafür, dass Ihrem Körper Energie zur Verfügung steht und speichert den Überschuss für später. Ist diese Arbeit erledigt, stellt sich wieder ein Hungergefühl ein. Deshalb: auf jeden Fall ordentlich frühstücken!

Mittags: alles, was schmeckt

Wenn Sie es schaffen, ohne Zwischenmahlzeiten bis zum Mittagessen zu kommen, Glückwunsch! So tun Sie ganz nebenbei etwas für Ihre Linie, denn dann konnte keine der mit dem Frühstück aufgenommenen Kalorien in die Fettspeicher wandern (sofern Sie nicht gerade beim Fett zu üppig zugelangt haben). Wenn Sie jedoch zwischendurch etwas brauchen, essen Sie Gemüsesticks, ein paar Nüsse oder ein hart gekochtes Ei. Alles ist zuckerarm, und Nüsse sind auch noch reich an gesunden Fettsäuren.

Mittags darf es ruhig etwas von allem sein, egal ob vegetarisch, Fleisch oder Fisch (Eiweiß). Dazu viel Gemüse und Salat (Ballaststoffe, Vitamine, Mineralien & Co). Auch zu sättigenden Beilagen wie Nudeln oder Kartoffeln (Kohlenhydrate) dürfen Sie greifen. Noch ein kleiner Nachtisch, und weiter geht es.

Abends: Eiweiß macht schön müde

Sie haben nun den ganzen Tag über ausreichend Ihre Zuckerspeicher gefüllt. Deshalb heißt es jetzt: Schonzeit für die Bauchspeicheldrüse und das Insulin. Denn wenn Sie sich jetzt eine Pizza, ein Wurst- oder Käsebrot und anschließend noch eine Tüte Chips einverleiben, behindern Sie Ihr Wachstumshormon in seiner positiven Wirkung. Zudem wird durch den hohen Insulinspiegel auch noch der sonst automatisch ablaufende nächtliche Fettabbau blockiert, und das Abendessen setzt als Fettpolster an Hüften und Bauch an. Nicht zuletzt kann es so passieren, dass Sie sich nachts zum Kühlschrank begeben, weil Sie Hunger haben.

Die richtige Abendmahlzeit sollte aus eiweißreichen Sattmachern wie (magerem) Fleisch, Fisch, Eier, Käse, Quark, Sojaprodukten sowie reichlich Gemüse und Salat bestehen. So füttern Sie Ihre Muskeln mit Baumaterial, den Aminosäuren, und sorgen für eine gute Produktion an Wachstumshormonen. Vor allem sollten Sie die Aminosäure Tryptophan (zum Beispiel in Vollmilch und Eiern) zu sich nehmen. Aus Tryptophan wird Serotonin gebildet und daraus wiederum das schlaffördernde Melatonin.

Oase der Ruhe, das Schlafzimmer

Das Schlafzimmer sollte der ruhigste Raum Ihrer Wohnung sein, schließlich wollen Sie sich hier erholen. Machen Sie aus Ihrem Schlafzimmer einen echten Wohlfühlraum. Er soll gut zu durchlüften, leicht zu verdunkeln und möglichst abgeschottet von Lärmquellen wie stark befahrenen Straßen oder Bahnlinien sein. Denken Sie daran, falls Sie Ihren Schlafraum mit einem anderen Zimmer tauschen oder einen Umzug ins Auge fassen.

TIPP: Keine anregenden Getränke

Verzichten Sie vom frühen Nachmittag an auf anregende Getränke wie Kaffee, schwarzen und grünen Tee und Cola. Sollten Sie nachts trotz eiweißreicher Abendmahlzeit vor dem Schlafengehen ein Hungergefühl verspüren, essen Sie eine Banane oder bereiten Sie sich den klassischen Schlaftrunk aus heißer Milch mit etwas Honig zu.

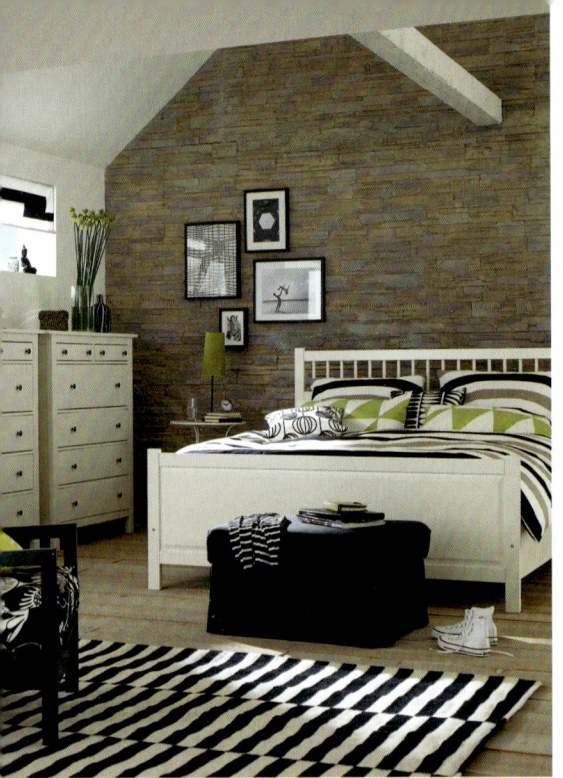

Das Schlafzimmer ist ein Ort der Entspannung, um neue Energie für den nächsten Tag zu schöpfen.

Das richtige Bett

Nur wer nachts richtig liegt, wacht morgens auch ausgeruht auf. Am gesündesten sind Schlafmöbel aus natürlichen Materialien, die nicht schadstoffbelastet sind. Insbesondere bestimmte Kunststoffe und Lackierungen sollten Sie vermeiden. Lassen Sie sich in entsprechenden Geschäften beraten. Das Gleiche gilt für den Wandanstrich. Mit Farben, die Ihrem Auge angenehm sind, können Sie bei der Wahl der Bettwäsche für eine entspannende Atmosphäre sorgen. Alles, was irgendwie im Weg steht und Ihr Schlafzimmer zum Büro, Fernsehzimmer oder zur Rumpelkammer macht, hat hier nichts verloren.

Ihr Bett sollte vor Zugluft geschützt stehen und vor allem groß genug sein: 20 Zentimeter länger als Sie und mindestens einen Meter breit. Zur besseren Belüftung und zum Abzug von Feuchtigkeit sollte der Abstand des Lattenrosts vom Boden 20 bis 30 Zentimeter betragen. Vermeiden Sie Bettkästen und legen Sie Ihre Matratze keinesfalls auf den Boden, da sich sonst feuchte Zonen oder sogar Schimmel bilden könnten.

Die richtige Matratze

Bei Paaren sollte jeder seine eigene Matratze in der passenden Härte haben. Der 100 Kilogramm schwere Mann benötigt einen anderen Härtegrad als seine 60 Kilogramm leichte Frau. Ein Probeliegen ist unbedingt empfehlenswert, bevor Sie in eine neue Schlafunterlage investieren. Sie sollten sich in Seit- und Rückenlage gleichermaßen wohlfühlen und dürfen keine Druckstellen am Beckenkamm oder im Schulterbereich bekommen. Ihre Wirbelsäule sollte auch im seitlichen Liegen nicht abgeknickt sein. Schließlich ändern Sie im Lauf der Nacht zwischen 20- und 60-mal Ihre Position. Wichtig ist auch, als Matratzenbezug ein atmungsaktives, anpassungsfähiges Material zu wählen, das abzuziehen und bei 60 Grad zu waschen ist. Eine Matratze sollte spätestens alle zehn Jahre ausgetauscht werden, Zudecken nach fünf und Kopfkissen – je nach Füllung – bereits nach zwei bis drei Jahren.

Die richtige Zudecke

Sie sollte leicht, ausreichend warm und ebenfalls atmungsaktiv sein. Auch hier gilt: Jeder Schläfer im Bett braucht seine eigene Decke. Für ein kuscheliges Gefühl muss sie lang genug sein, damit der ganze Körper gut eingehüllt ist. Bis zu 1,80 Meter Körpergröße reicht das Standardmaß von 135 x 200 Zentimetern. Sind Sie größer, sollten Sie sich für eine Zudecke von 155 x 220 Zentimetern entscheiden. Auch das Material muss zu Ihnen passen. Wer keine Daunen mag oder Allergiker ist, wählt ein entsprechendes antiallergisches Material aus synthetischen Fasern (zum Beispiel Vier-Kammern-Hohlfasern). Da die Nachfrage nach allergikergerechtem Material stark zugenommen hat, ist das Angebot entsprechend groß. Mögen Sie Natur pur, so eignen sich kälte- und wärmeisolierende Decken aus Merino- oder Schafschurwolle. Kamelhaar wärmt durch großen Lufteinschluss und ist sehr leicht. Kaschmir ist das wertvollste Naturhaar, deshalb auch entsprechend kostspielig. Für den Sommer ist Wildseide ideal. Achten Sie bei Sommerbaumwolldecken auf das Gütesiegel, um eine Belastung mit Pflanzenschutzmitteln zu vermeiden.

Das richtige Kopfkissen

Zweck des Kissens oder Polsters ist es, dass Ihr Kopf im Schlaf so liegt, dass die Halswirbelsäule in ihrer natürlichen Form gestützt wird. Wenn Sie, wie die meisten Menschen, halb seitlich schlafen, muss Ihr Kissen einen Höhenunterschied von 13 bis 15 Zentimetern überbrücken, damit Ihre Halswirbelsäule nicht abknickt. Gut sind rechteckige Formate von 40 x 80 beziehungsweise 50 x 70 Zentimetern. Liegen Sie Probe, bevor Sie ein teures Kissen kaufen. Als Fülle bieten sich Federn an, sofern Sie nicht so leicht schwitzen. Auf Naturfaser-, Rosshaar- oder synthetischen Füllungen schwitzen Sie deutlich weniger. Auch Kissen mit Getreidefüllungen sind von ihren Liegeeigenschaften sehr angenehm. Wichtig: Sie müssen tagsüber gut trocknen, damit sich kein Schimmel bilden kann.

QUALITÄT LOHNT SICH
Beim Schlafzubehör empfiehlt es sich, auf Qualität zu achten. Das heißt nicht, dass Sie von vornherein zu teureren Produkten greifen müssen, sondern nur, dass Sie beim Kauf die Augen offen halten, nachfragen und gut überlegen sollten.

ZIMMERPFLANZEN – NUR BEDINGT GUT

Pflanzen – auch Zimmerpflanzen – bauen tagsüber Kohlendioxid zu Sauerstoff um. Nachts allerdings findet dieser Prozess genau umgekehrt statt. Deshalb sind Pflanzen im Schlafzimmer nur bedingt empfehlenswert. Richtig problematisch kann es bei Allergikern werden, da sich in den Töpfen nicht selten Schimmelpilze ansammeln.

Das richtige Outfit

... ist sicher Geschmackssache. Trotzdem gibt es auch hier ein paar Empfehlungen, die für einen angenehmen Schlaf sorgen. Im Sommer sind leichte, bequeme Seidenpyjamas oder Nachthemden ideal, im Winter wärmendes Flanell oder atmungsaktive Baumwolle. Das Gleiche gilt für die Bettwäsche. Greifen Sie zu Naturfasern wie Baumwolle, Baumwollsatin oder auch Leinen.

Für Allergiker

Für Hausstauballergiker empfiehlt sich ein glatter, gut zu reinigender Boden wie etwa Laminat. Bettvorleger und Ähnliches sollten waschmaschinengeeignet sein, ebenso die Gardinen. Auf der sichersten Seite sind Sie, wenn Sie Ihr Schlafzimmer möglichst ohne Vorhänge und Teppiche ausstatten. Für die Matratze, die regelmäßig ausgeklopft oder mittels eines Spezialstaubsaugers mit HEPA-Filter (für toxische Stäube und Aerosolen wie Pollen) abgesaugt werden sollte, ist ein antiallergischer Überzug sehr empfehlenswert. Die Bettwäsche sollten Sie wöchentlich wechseln und bei mindestens 60 Grad waschen.

So führen Sie ein Schlaftagebuch

Ein Schlaftagebuch oder ein Schlafprotokoll ist nicht nur für ein

---

GU-ERFOLGSTIPP   IDEAL FÜR DEN SCHLAF

Die beste Temperatur für einen gesunden Schlaf liegt zwischen 14 und 18 Grad Celsius. Im Winter können Sie mit feuchten Tüchern für eine angenehme Luftfeuchtigkeit sorgen. Alles was leuchtet oder blinkt, ist ein Unruhefaktor. Deshalb sollten Sie in einen Netzfreischalter investieren – auf jeden Fall im Kinderzimmer. Eine angenehme Lektüre und entspannende Musik helfen, dass Sie sanft einschlummern. Besonders wohltuend sind Naturgeräusche: der prasselnde Regen, ein rauschender Bach oder ein gleichmäßiger Wind. Die moderne Unterhaltungselektronik macht es möglich. Und immer gut durchlüften!

Erstgespräch bei einem Schlafmediziner hilfreich, wenn es um die konkrete Diagnose von Ein- oder Durchschlafstörungen geht. Auch Sie selbst profitieren von Ihren Aufzeichnungen. So können Sie schon durch Ihre Notizen über die Erlebnisse des Tages erkennen, warum es mit dem Schlafen nachts nicht so recht klappt. Hatten Sie Ärger mit Kollegen im Büro, Stress mit dem Chef, Probleme mit dem Partner oder den Kindern? Ist jemand erkrankt, und Sie fühlen sich außerstande zu helfen? Indem Sie belastende Vorkommnisse niederschreiben, verarbeiten Sie sie bereits. Übrigens: Mitunter könnten es auch erfreuliche Begebenheiten sein, die Ihnen den Schlaf rauben.

Auf dem Folder (hinten im Buch eingeheftet) haben Sie eine Vorlage für ein Schlaftagebuch, die Sie auch als Kopiervorlage benutzen können. Führen Sie Ihr Tagebuch am besten zwei Wochen lang. Unverzichtbar ist ein solches Schlafprotokoll, wenn Sie trotz aller Maßnahmen aus diesem Buch weiterhin mit starken Ein- und Durchschlafstörungen zu kämpfen haben.

Das Ziel aller Einzelschritte des Schlaftrainings ist der Weg zu einer guten Schlafkultur. Gestalten Sie dementsprechend den Übergang vom aktiven Tag zur Ruhe am Abend. Sie erweisen damit vor allem sich selbst Achtsamkeit und Wertschätzung!

Schritt 2: Aktiv entspannen

Alle wichtigen Entspannungsmethoden sind auf ein bewusstes Atmen ausgelegt. Ein großer Unterschied zu dem, was wir in jeder Sekunde unseres Lebens automatisch tun: atmen. Dieses Atmen geschieht unbewusst und hat sehr unterschiedliche Qualitäten. Im besten Fall atmen wir immer entspannt tief in den Bauch ein und wieder aus. So versorgen wir unseren Körper optimal mit Sauerstoff und entsorgen die verbrauchte Luft aus unseren Lungen. Tatsache aber ist, dass wir unter Stress oder Anspannung anfangen, zu kurz oder zu flach zu atmen, den Atem anhalten oder nicht richtig ausatmen. Oft hebt und senkt sich dabei gerade noch der Brustkorb, aber die tiefe Bauchatmung bis in unseren wichtigsten Atemmuskel, das Zwerchfell, bleibt dabei auf der Strecke. Der bedeutsamste Satz für jede Stresssituation, die

EIN AUSSAGEFÄHIGES SCHLAFTAGEBUCH

Um für den Schlafmediziner ein aussagekräftiges Schlaftagebuch zu haben, sollten Sie es im normalen Alltag führen. Aufzeichnungen während des Urlaubs oder in Zeiten von längeren Krankheiten könnten das Bild verfälschen.

positiv bewältigt sein will, und für jede aktive Entspannungssituation – also beispielsweise beim Yoga, Qigong, einer Meditation oder eben im Schlaf – lautet: »Dein Atem ist dein bester Freund.« Auf den folgenden Seiten lernen Sie einfache Übungen kennen, die morgens Geist und Körper in Schwung bringen und abends muskuläre Verspannungen lösen und Geist und Seele beruhigen.

Bewusstes Atmen

Die indische Hochsprache, das Sanskrit, hat für »Atem« und »Leben« nur ein Wort: »prana«. Prana steht für die Lebensenergie, die zum Beispiel durch bewusstes Atmen angeregt und zum Fließen gebracht wird. Nachweislich hat eine tiefe, bewusste Atmung einen heilsamen Einfluss auf Körper und Psyche.

Atmen ist Leben: Durch eine richtige, tiefe Atmung werden alle Körperzellen mit Sauerstoff versorgt, der Stoffwechsel normalisiert sich, und alle Organfunktionen werden angeregt. Entspannen Sie sich zwischendurch mit den folgenden Atemübungen, wenn Sie nervös, unruhig oder angespannt sind. Sie können jede Übung einzeln oder als Zyklus durchführen. Im Handumdrehen kommen Sie zu neuer Energie und frischem Sauerstoff und sorgen damit für eine ausgeglichene Stimmung. Machen Sie die Atemübungen kurz vor dem Schlafengehen, sind süße Träume garantiert!

WICHTIG

Träger von Hüft- oder Knieprothesen dürfen keinesfalls in den Schneidersitz gehen. Das gilt für alle Übungen in diesem Buch. Es besteht die Gefahr, dass die Prothesen ausdrehen.

Die tiefe Bauchatmung

> Stellen Sie sich entspannt hin oder setzen Sie sich mit aufgerichtetem Oberkörper auf einen Hocker oder Stuhl.

> Legen Sie nun Ihre Handflächen seitlich neben Ihren Bauchnabel. Versuchen Sie zu spüren, was in Ihrem Körper vorgeht, wenn Sie jetzt tief in den Bauch atmen.

> Beim Einatmen durch die Nase verlagert sich Ihr Zwerchfell nach unten und erweitert zugleich Ihren Brustraum. Ihr Bauch wölbt sich sichtbar nach außen.

> Atmen Sie durch die Nase aus, geht Ihr Zwerchfell wieder in die Ausgangsposition zurück, und Ihr Bauch wird flacher.

> Atmen Sie auf diese Weise dreißigmal tief in den Bauch.

Die Wechselatmung

› Setzen Sie sich aufrecht auf den Boden in den Schneidersitz, auf einen Hocker oder Stuhl. Beugen Sie nun den Zeige- und Mittelfinger Ihrer rechten Hand und strecken Sie die drei anderen Finger aus.

1 › Atmen Sie ruhig über die Nase ein und schließen Sie mit dem Daumen der rechten Hand den rechten Nasengang.

› Atmen Sie links aus und wieder ein. Schließen Sie mit dem Ringfinger den linken Nasengang und öffnen Sie den rechten. Atmen Sie rechts ein und wieder aus.

› Atmen Sie auf diese Weise eine Weile weiter: ausatmen – einatmen auf einer Seite, dann Seitenwechsel.

› Wenn Ihr Arm ermüdet, atmen Sie zum Abschluss noch einmal links ein und über beide Nasengänge aus.

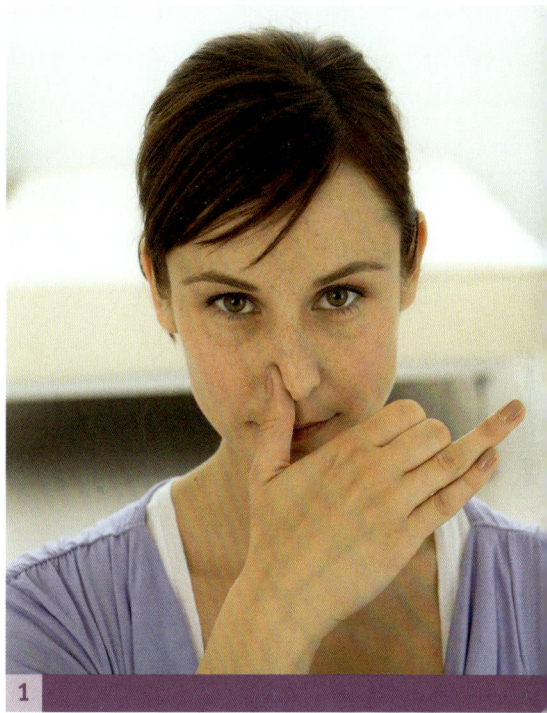

Bauchatmung im Liegen

› Legen Sie sich auf eine Yogamatte oder eine Decke auf den Rücken. Schieben Sie ein kleines Kissen in den Nacken, sodass Wirbelsäule und Brustkorb entspannt sind. Wenn es Ihnen angenehmer ist, können Sie Ihre Beine anstellen oder eine Nackenrolle unter Ihren Kniekehlen platzieren.

› Legen Sie Ihre Handflächen locker neben Ihren Bauchnabel.

› Schließen Sie die Augen, konzentrieren Sie sich intensiv auf Ihren Bauch und spüren Sie, wie er sich beim Einatmen (durch die Nase) hebt und beim Ausatmen (durch den Mund) senkt.

› Atmen Sie nun langsam und tief durch den Mund aus und warten Sie so lange, bis Ihr Körper nach einem tiefen Einatmen verlangt. Dann atmen Sie tief und langsam durch die Nase ein. Atmen Sie auf diese Weise zwanzigmal ein und aus.

TIPP: Yoga ist nicht Gymnastik
Verwechseln Sie Yoga nicht mit Gymnastik. Nur wenn Atmung, Konzentration und Bewegung zu einer Einheit werden, handelt es sich um eine echte Yogaübung.

Yoga

Das indische Yoga sollte ursprünglich Yogis für ihre langen Meditationssitzungen fit machen. Die Übungen kräftigen die Muskulatur und verbessern die Körperhaltung. Dadurch reduzieren sich Rückenschmerzen, die für Schlafstörungen verantwortlich sein können. Zusätzlich versorgt Yoga den Körper mit Energie und befreit den Geist von blockierenden Gedanken.

Totenstellung

Der Name verweist auf die reglose, entspannte Lage des Körpers. Der Atem geht langsam und tief in den Bauch hinein.

> Legen Sie sich mit dem Rücken auf eine Yogamatte, einen Teppich oder eine Decke.

> Lassen Sie Ihre Füße entspannt zu den Seiten sinken und legen Sie die Arme so neben Ihrem Körper ab, dass alle Spannung aus Ihren Schultern entweicht. Die Handflächen zeigen nach oben. Als Nackenstütze dient ein kleines Handtuch.

> Schließen Sie nun Ihre Augen und richten Sie Ihre Wahrnehmung nach innen.

> Atmen Sie ruhig und tief in den Bauch. Ihr Körper ist dabei ganz ruhig, ihr Geist wach. Verweilen Sie so mehrere Minuten.

Schulterbrücke

> Legen Sie sich mit dem Rücken auf eine rutschfeste Yogamatte. Ihre Arme liegen locker neben Ihrem Oberkörper, die Handflächen zeigen nach oben. Stellen Sie Ihre Beine so angebeugt auf, dass die Füße hüftbreit und parallel zueinander fest auf dem Boden stehen. Am besten üben Sie barfuß oder – wenn Sie zu kalten Füßen neigen – mit rutschfesten Socken.

1 > Drücken Sie nun kraftvoll mit den Außenkanten Ihre Fersen »in« den Boden und heben Sie langsam Ihr Becken, bis Schultern, Becken und Knie eine schiefe Ebene bilden. Ihr Blick ist nach oben gerichtet, der Nacken gerade.

> Atmen Sie mehrere Male tief in den Bauch ein und aus.

> Heben Sie nun Ihre Fersen an und legen Sie Ihren Rücken Wirbel für Wirbel langsam auf der Unterlage ab.

> Wiederholen Sie die Übung fünfmal.

Krokodil

> Legen Sie sich auf Ihrer Yogamatte auf den Rücken. Breiten Sie Ihre Arme in Schulterhöhe seitlich aus. Die Handflächen zeigen dabei nach oben.

> Heben Sie nun Ihr Becken etwas an und verlagern Sie es ein Stück nach rechts. Strecken Sie Ihr rechtes Bein aus. Stellen Sie Ihren linken Fuß auf Ihr rechtes Knie.

> Heben Sie nun die linke Hüfte an und lassen Sie Ihr linkes Knie zur rechten Seite sinken. Achten Sie darauf, dass Ihre linke Schulter dabei auf dem Boden bleibt.

> Finden Sie für Ihren Nacken eine angenehme Kopfhaltung und atmen Sie tief in diese Dehnung hinein.

2 > Wiederholen Sie nach einigen Atemzügen die Drehung zur anderen Seite. Dazu strecken Sie Ihr linkes Bein aus und stellen Ihren rechten Fuß auf das linke Knie. Ihr Becken verlagern Sie leicht nach rechts.

> Gehen Sie abschließend zum Ausgleich noch einmal in die Schulterbrücke.

> Entspannen Sie sich in der Totenstellung.

1

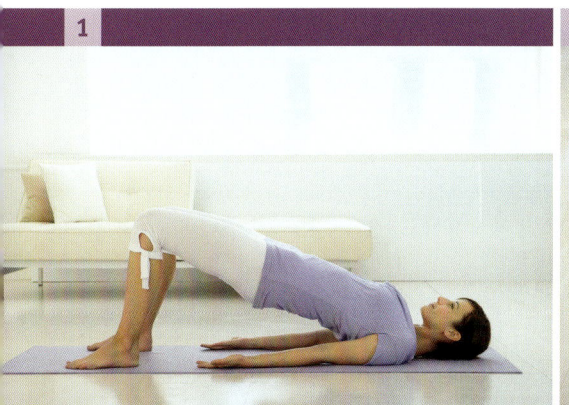

2

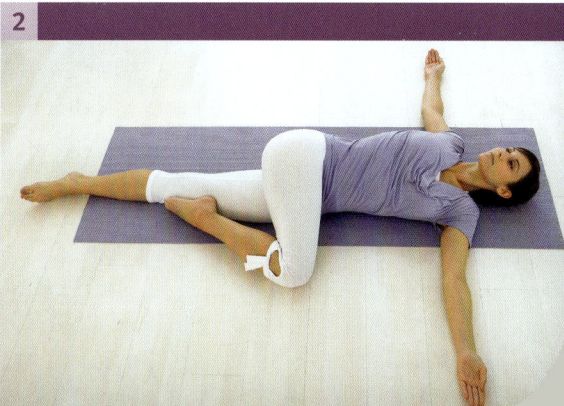

Qigong

Qigong ist wie Yoga ein ganzheitlich wirksamer Meditations- und Bewegungsablauf. Diese Technik stammt aus der Traditionellen Chinesischen Medizin, die auf der Philosophie des Zusammenwirkens von Körper, Seele und Natur gründet. Vernachlässigt man auch nur eine dieser drei Komponenten, so vernachlässigt man das ganze System. Durchflutet wird dieses vom Qi (sprich Tschi), der Lebensenergie. Mit den auf einer jahrtausendealten Tradition beruhenden Qigongübungen bringen Sie Ihr Qi wieder zum Fließen, leiten Stressgefühle aus und finden zu Ihrer inneren Balance. Üben Sie in Ruhe und führen Sie alle Bewegungsabläufe bewusst langsam und konzentriert aus.

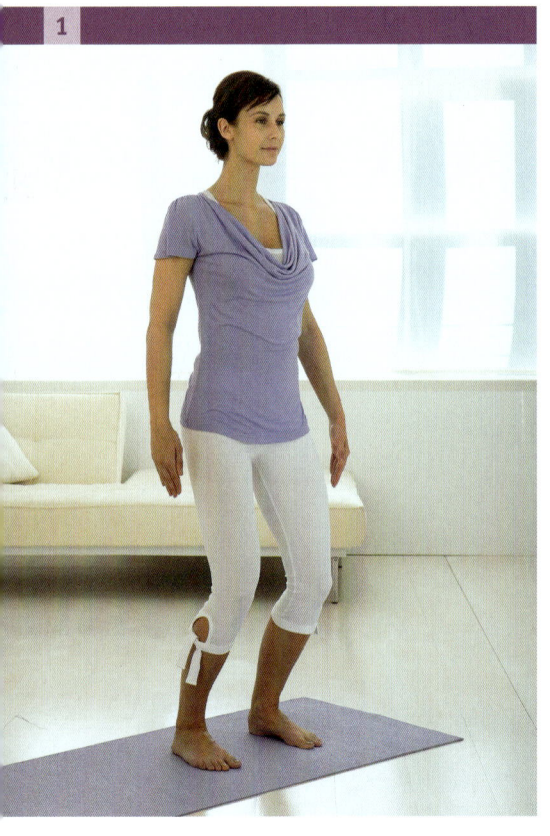

Grundübung

1 › Sie stehen aufrecht, die Beine sind hüftbreit gegrätscht. Die Knie sind leicht gebeugt, die Arme hängen locker nach unten. Ihre Handflächen zeigen seitlich zum Körper.

› Heben Sie nun beim Einatmen langsam Ihre Arme nach vorne und so über den Kopf, dass die Fingerspitzen zueinanderzeigen.

› Mit dem Ausatmen lassen Sie die Arme wieder langsam sinken.

› Atmen Sie ein paar Minuten auf diese Weise aus und ein.

Mo Jing Men

2 › Setzen Sie sich jetzt in den Schneidersitz. Kreuzen Sie Ihre Arme und legen Sie die Hände auf Ihre Schultern.

› Atmen Sie tief in Ihren Bauch hinein. Spannen Sie dann leicht Ihre Gesäßmuskeln an und drücken Sie mit Ihren Händen auf Ihre Schultern.

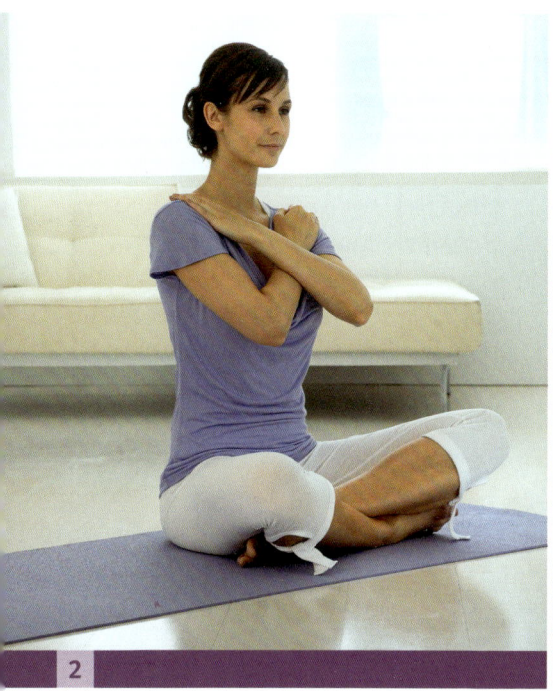 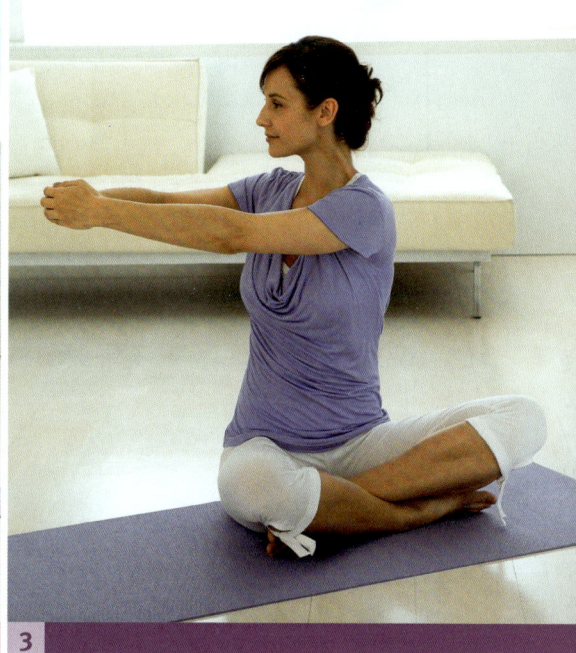

> Atmen Sie aus und entspannen Sie Ihre Muskulatur.

> Wiederholen Sie die Übung zwanzigmal.

> Reiben Sie zum Schluss mit kreisenden Handbewegungen den unteren Rücken um die Nieren.

Bao Yue

> Sie sitzen noch im Schneidersitz. Bringen Sie Ihre Hände auf Höhe des Schambeins und bilden Sie eine Schale.

> Schließen Sie Ihre Augen und atmen Sie tief ein. Bringen Sie Ihre Hände auf Brusthöhe und führen Sie sie mit dem Ausatmen langsam nach rechts und dann wieder in die Ausgangsposition.

> Führen Sie die Übung nun nach links aus

> Wiederholen Sie die gesamte Übung zwanzigmal.

Die Wurzeln des Judo sind nicht genau bekannt. Nach der Überlieferung könnten sie bis in das 4. Jahrhundert zurückgehen, wobei die damaligen Wettkämpfe im Zusammenhang mit religiösen Riten standen. Aikido ist dagegen eine junge Kampfkunst, die erst im 20. Jahrhundert entwickelt wurde.

Asiatische Kampfkunst

Obwohl diese Bewegungsübungen dem Kampftraining entlehnt sind, haben sie stark meditative Züge. Die »Kunst der waffenlosen Selbstverteidigung« wirkt durch die Struktur des Trainings, das bewusste Atmen und die koordinativen Übungen in höchstem Maße stressabbauend. Zudem bedeutet das Erlernen einer Kampfkunst, egal ob chinesisch, japanisch oder koreanisch verwurzelt, immer auch eine Hinwendung zur Spiritualität und Weiterentwicklung. Diese Techniken erlernen Sie am besten bei einem ausgebildeten Meister. Bei regelmäßiger Übung tief entspannend und damit schlaffördernd sind:

Tai Chi Chuan (Schattenboxen): Die langsam fließenden Bewegungsabläufe aus dem Kanon der Traditionellen Chinesischen Medizin verleihen »den geistigen Frieden eines Weisen, die Robustheit eines Holzfällers und die Beweglichkeit eines Kleinkindes«, so die dahinterstehende Philosophie.

Aikido: Ziel der aus Japan stammenden Kampfsportart ist es, die Kraft eines gegnerischen Angriffs abzuleiten. Damit wird eine defensive und verantwortungsbewusste geistige Haltung gelehrt.

Judo: Der »sanfte« (ju) »Weg« (do) stammt ebenfalls aus Japan und beruht auf dem Prinzip des Siegens durch das Nachgeben.

TaeKwonDo: Zur Philosophie der aus Korea stammenden Kampfkunst gehört neben Hoflichkeit und Integrität die Schaffung einer friedlicheren Welt. Stärker als die sanfteren Kampfkünste ist TaeKwonDo geeignet, Stress und Aggression nach einem belastenden Alltag im Training auszuleben.

Sanfte Einschlafhilfen aus der Natur

Sie wissen jetzt, was Sie in Sachen Schlafhygiene und aktiver Entspannung für sich tun können, um abends gut zur Ruhe zu kommen. Sorgen Sie nach Ihrem Bewegungsprogramm und Ihrem Abendessen für gedämpfte Beleuchtung in den Räumen, in denen

Sie sich noch aufhalten, sodass sich Ihr Körper langsam auf Ruhe einstimmen kann. Wenn Sie gerne fernsehen, wählen Sie ganz bewusst eine Sendung aus, die Ihnen gefällt, verfallen Sie nicht auf wahlloses Zappen. Das bringt Ihren Geist unnötig in Aufruhr. Sehen Sie sich im Zweifel einen Film auf DVD oder Blu-Ray (wie DVD, nur mit erheblich höherer Bildqualität) an. Damit ersparen Sie Ihrem Gehirn die anstrengende und oft ärgerliche Werbeflut. Ein gemütliches Gespräch mit dem Partner hilft, den Tag entspannt ausklingen zu lassen. Sollten Sie allein leben und noch Lust auf einen Plausch haben, machen Sie es sich in Ihrem Lieblingssessel mit einer schönen Tasse Tee gemütlich und rufen Sie Ihre beste Freundin oder Ihren besten Freund an, statt sich an den Computer zu setzen und beispielsweise zu chatten.

Ganz wichtig: Versuchen Sie, sich an regelmäßige Bettgehzeiten zu gewöhnen. Beobachten Sie sich dazu selbst. Wann haben Sie Ihren toten Punkt? Wann wird es Ihnen kühl und Sie beginnen zu gähnen? Wenn Sie sich jetzt noch etwas gönnen wollen, können Sie zu natürlichen Einschlafhilfen greifen.

Die wirkungsvollsten Arzneipflanzen

Ein warmes, duftendes Bad mit schlaffördernden Zusätzen, eine schöne Kanne Tee aus einer beruhigenden Kräutermischung aufgebrüht – lassen Sie Ihren Tag weiter ausklingen und verhelfen Sie sich mit pflanzlichen Wirkstoffen zu einer guten Nacht.

Johanniskraut: Bestandteile dieser Pflanze, die mit der wärmenden Sonne assoziiert wird, helfen gegen Angst und nervöse Unruhe und wirken positiv auf die innere Ausgeglichenheit. Johanniskraut wird vor allem im Herbst und Frühjahr leicht depressiven »Schlechtschläfern« empfohlen. Am besten lassen Sie sich von Ihrem Arzt oder Apotheker wegen der spezifischen Dosierung beraten. Wenn Sie Medikamente einnehmen müssen, ist eine Beratung ohnehin unumgänglich, denn Johanniskraut könnte deren Wirkung herabsetzen. Das gilt insbesondere für empfängnisverhütende Mittel, Antidepressiva, blutverdünnende Arzneimittel (etwa Marcumar) und Mittel gegen Asthma.

SCHLAFRÄUBER AUS DER APOTHEKE

Zu den Schlafräubern zählen folgende Medikamente: Nasensprays, koffeinhaltige Medikamente, Aspirin, Vigil (ein Medikament gegen Tagesmüdigkeit), Medikamente zur Behandlung von Parkinson und Fettsenker (sogenannte Fibrate).

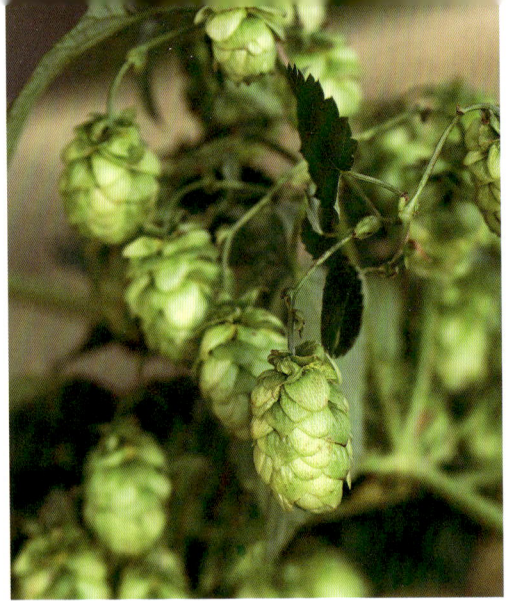
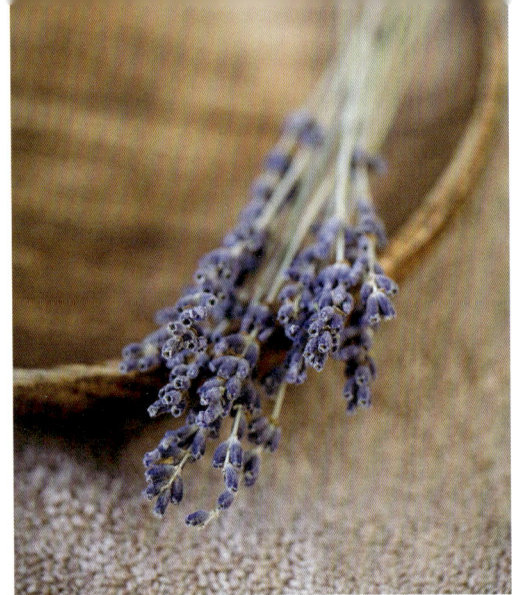

Vom Hopfen *(links)* werden nur die unbefruchteten Dolden der weiblichen Pflanze als Heilpflanze verwendet. Lavendel *(rechts)* gilt unter Fernreisenden, die sich an einen veränderten Tag-Nacht-Rhythmus gewöhnen müssen, als Geheimtipp.

Bei hellhäutigen Menschen kann es zu einer erhöhten Sonnenempfindlichkeit kommen. Im Falle einer Schwangerschaft sollten Sie auf die Einnahme von Johanniskraut verzichten.

Baldrian: Baldrian galt in Klöstern hierzulande bereits vor etwa 1000 Jahren als Heilmittel. Medizinisch wirksam ist die getrocknete Baldrianwurzel, die in Kapsel- oder Tropfenform angeboten wird. Mit Baldrian verkürzt sich die Einschlafzeit, und man schläft besser durch. Bäder mit Baldrianextrakten entspannen die Muskulatur und erleichtern damit ebenfalls das Einschlafen. Baldrianpräparate enthalten oft Milchzucker (Laktose) und Ethanol (Alkohol). Darauf sollten Sie bei entsprechender Unverträglichkeit achten. Informieren Sie sich genauer in Ihrer Apotheke.

Passionsblume: Den Trockenextrakt aus Passionsblumenkraut gibt es als Tee oder in Kombination mit Baldrian und Johanniskraut oder Hopfenzapfen. Er hellt die Stimmung auf und fördert die innere Ausgeglichenheit.

Hopfendolden: Hopfen war schon bei der mittelalterlichen Kräuterkundlerin und Klosterfrau Hildegard von Bingen (1098 bis 1179) ein empfohlenes Mittel, um den Schlaf zu fördern, vor allem in Kombination mit Baldrian und Melisse.

DIE WICHTIGSTEN MEDIKAMENTE BEI SCHLAFSTÖRUNGEN

Besprechen Sie mit Ihrem Arzt, ob bei Ihren Schlafstörungen Arzneimittel wirklich erforderlich sind. Fast alle Schlafmedikamente haben Nebenwirkungen und können abhängig machen:

> Antihistaminika werden eigentlich zur Behandlung von Allergien (zum Beispiel Heuschnupfen) eingesetzt, können aber auch zur kurzzeitigen Behandlung von Ein- und Durchschlafstörungen verabreicht werden.

> Benzodiazepine sind die ältesten Schlaf- und Beruhigungsmittel. Sie wirken stark beruhigend und muskelentspannend und fördern das Einschlafen. Allerdings kann es relativ schnell zu psychischer und physischer Abhängigkeit kommen. Für den kurzfristigen Einsatz unter ärztlicher Kontrolle sind sie jedoch gut geeignet.

> Benzodiazepin-Rezeptor-Antagonisten (Zolpidem, Zopiclon) werden für eine Kurzzeitbehandlung von Schlafstörungen gewählt. Sie haben eine hypnotische Wirkung. Deshalb wird eine ärztliche Kontrolle empfohlen.

Melisse: Das Heilkraut können Sie im Garten oder im Balkonkasten selbst züchten und ernten. In Form von Tee wirkt Melisse beruhigend und schlaffördernd und verhindert angeblich schlechte Träume. Als Melissengeist, mit Wasser im Verhältnis eins zu vier verdünnt, unterstützen die ätherischen Öle den Schlaf.

Lavendel: Getrocknet und angenehm duftend in einem Kräuterkissen oder als ätherisches Öl auf ein kleines Tuch getropft und unter das Kopfkissen gelegt, wirkt das Kraut bei nervöser Unruhe und Verspannungen einschläfernd.

Schritt 3: Loslassen

Abends abschalten und entspannen zu können und die Nacht ebenso wie den Tag von Stress freizuhalten, ist eine wahre Lebenskunst. Sie haben bereits die richtigen Weichen gestellt, indem Sie Ihrem Tag einen festen Rhythmus geben, sich um die richtige Ernährung bemühen und Ihre Schlafumgebung gemütlich und einladend gestalten. Sie haben aktive Entspannungstechniken kennengelernt, mit denen Sie sowohl fit in den Tag starten, als auch den Stress des Tages abends abbauen können. Bewegung ist hier das Schlüsselwort – oder aktive Entspannung, wie wir es nennen. Nur durch Bewegung können Stresshormone abgebaut werden.

Im dritten Schritt des Schlaftrainings erlernen Sie die Kunst des Loslassens. Versuchen Sie ab heute, sich etwa eine halbe Stunde, bevor Sie zu Bett gehen, mit einer der Techniken auf den nächsten Seiten tief zu entspannen. Wenn Ihnen eine davon besonders zusagt, können Sie sie in Ihr Abendritual einbauen.

Progressive Muskelentspannung

Bei der Progressiven Muskelentspannung nach Edmund Jacobson (auch Progressive Muskelrelaxation, kurz PMR) handelt es sich um ein Verfahren, bei dem durch willentliche und bewusste An- und Entspannung bestimmter Muskelgruppen ein Zustand tiefer Entspannung des ganzen Körpers erreicht wird.

Der Erfolg dieser Methode ist nachgewiesen, sowohl um besser zu schlafen, als auch um Stress abzubauen. Sie können die Technik in einer Gruppe (etwa an der Volkshochschule) unter fachkundiger Anleitung erlernen, aber auch zu Hause für sich üben (Bücher siehe Seite 122). Oder Sie nehmen den folgenden Text auf und spielen ihn ab, während Sie üben. Halten Sie jede Anspannung kurz, atmen Sie ruhig weiter und machen Sie nach jedem Entspannen der Muskeln eine kleine Pause. Finden Sie heraus, in welchem Rhythmus Sie sich am besten entspannen können. Wenn Sie die PMR zum Schlafritual machen wollen, üben Sie im Bett. Danach können Sie direkt sanft in den Schlaf gleiten.

Text zur Entspannung

> Spanne deine rechte Hand an, indem du eine Faust machst. Spürst du die Anspannung? Beim nächsten Ausatmen lässt du die Anspannung wieder los.

> Spanne nun deinen rechten Arm an, indem du ihn leicht anwinkelst. Fühle in die angenehme Anspannung im Oberarm hinein. Halte die Spannung kurz und entspanne dich dann wieder. Spüre, wie sich der Arm wieder entspannt.

› Mache nun mit deiner linken Hand eine Faust. Mit dem nächsten Ausatmen lässt du wieder los. Lass die Muskeln in der Hand ganz locker werden.

› Spanne jetzt deinen linken Arm an, indem du ihn leicht anwinkelst. Fühlst du die Anspannung? Nun lass wieder los.

› Spanne deine Stirn an, indem du deine Augenbrauen ganz leicht nach oben ziehst. Lass die Anspannung kurz wirken. Mit dem nächsten Ausatmen entspannst du wieder.

› Spanne jetzt deine Augen an, indem du diese leicht zusammendrückst. Spürst du die Anspannung? Beim nächsten Ausatmen lässt du die Augenmuskeln wieder ganz locker.

› Presse nun leicht die Zähne zusammen. Halte diese Spannung kurz. Nun entspanne dich wieder.

› Presse nun die Zunge leicht an den Gaumen. Halte die Spannung kurz und entspanne dich wieder.

› Bewege nun deinen Kopf leicht nach vorne. Bringe dein Kinn in Richtung Brust. Spürst du die Anspannung? Beim nächsten Ausatmen entspanne dich wieder.

1 › Spanne nun deine Nackenmuskeln an, indem du deine Schultern kräftig nach oben ziehst. Fühlst du die Anspannung? Nun lass sie wieder los.

› Spanne deine Bauchmuskeln an. Spüre die Anspannung. Nun entspanne sie wieder.

› Spanne jetzt deinen Rücken an, indem du den Bauch weit nach vorn schiebst und ein leichtes Hohlkreuz machst. Fühlst du, wie deine Muskeln sich anspannen? Beim nächsten Ausatmen lässt du sie wieder los.

› Spanne nun deine Gesäßmuskulatur an. Spürst du die Anspannung? Nun entspanne dich wieder.

› Spanne deinen rechten Fuß an, indem du ihn leicht nach vorne beugst. Halte die Spannung kurz. Und entspanne dich wieder.

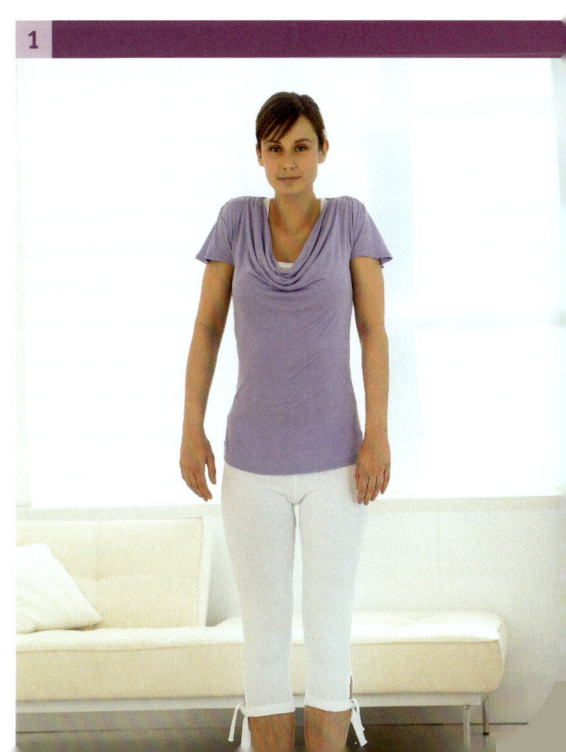

1

GU-ERFOLGSTIPP **BEENDEN SIE DEN TAG MIT POSITIVEN GEDANKEN**

Gar nicht so einfach fällt die Entspannung, wenn die Gedanken am Ende eines Tages noch um Unangenehmes kreisen: Wenn Sie in Gedanken ein Streitgespräch mit einem Kollegen führen, der sie heute vor versammelter Mannschaft gedemütigt hat. Wenn Sie über eine unangenehme Situation mit einer Freundin nachdenken oder über böse Worte, die gefallen sind. Es gibt jeden Tag positive wie negative Erlebnisse. Lassen Sie nicht zu, dass die negativen, unaufgelösten Situationen abends Ihre Gedankenwelt beherrschen. Gerade zwischenmenschliche Probleme lassen sich damit ohnehin nicht lösen und verlangen vielleicht ein klärendes Gespräch am nächsten Tag. Wenn Sie merken, dass Sie das Hamsterrad negativer Gedanken nicht verlassen können, sagen Sie bewusst und laut »Stopp!«. Atmen Sie tief durch und denken Sie jetzt an etwas ganz anderes, etwas Schönes, Erfreuliches. Treten Sie eine Fantasiereise an, die Sie in andere Gefilde führt. Im Handel gibt es CDs mit den verschiedensten Wohlfühl- und Entspannungstexten.

> Spanne die rechte Wade an, indem du deinen Fuß leicht nach oben ziehst. Beim nächsten Ausatmen entspanne dich wieder.

> Spanne nun deinen rechten Oberschenkel an. Beim nächsten Ausatmen lässt du ihn wieder los.

> Spanne deinen linken Fuß an, indem du ihn leicht nach vorn beugst. Fühlst du die Anspannung? Dann lass wieder los.

> Spanne deine linke Wade an, indem du sie leicht nach oben ziehst. Nun entspannst du wieder.

> Zum Schluss spannst du deinen linken Oberschenkel an. Beim nächsten Ausatmen lässt du wieder los. Lass die Muskeln in deinem Oberschenkel ganz locker und entspannt.

> Atme tief ein und aus.

Autogenes Training

Das Autogene Training wurde in den 1920er Jahren von dem Berliner Arzt Johannes Heinrich Schultz entwickelt. Mit Hilfe dieser Entspannungstechnik kann man lernen, sich selbst in kurzer Zeit in einen angenehmen Zustand der Tiefenentspannung zu brin-

GÖNNEN SIE SICH DIE RUHE
Schaffen Sie eine ruhige Atmosphäre, um den Alltagsstress hinter sich zu lassen und sich auf sich selbst zu konzentrieren. Der richtige Zeitpunkt dafür ist dann gekommen, wenn Sie nicht unter Zeitdruck stehen.

gen. Die Abnahme der Muskelspannung spüren Sie als Schwere und die Durchblutung der Haut als Wärme. Autogenes Training können Sie wie PMR (siehe Seite 86) in der Gruppe erlernen oder mit einem Buch (siehe Seite 122) beziehungsweise der folgenden Anleitung zu Hause allein durchführen. Sie können im Liegen oder im Sitzen trainieren.

Die vier Grundformeln

Die Ruhe: »Ich bin ganz ruhig – Ruhe«.
Mit der Ruheformel stellen Sie bewusst ein Gefühl der Ausgeglichenheit und inneren Ruhe her.
Die Schwere: »Der rechte Arm ist schwer – Schwere«.
Bei der Schwereformel nehmen Sie die abnehmende Muskelspannung wahr, die mit jeder Form der Entspannung einhergeht.
Die Wärme: »Der rechte Arm ist warm – Wärme«.
Beim Entspannen kommt es zu einer verbesserten Durchblutung der Haut. Deshalb spüren Sie durch die Wärmeformel eine angenehme Körperwärme.
Der Atem: »Die Atmung ist ruhig – es atmet mich«.
Bei der Atemformel geht es nicht darum, die Atmung bewusst zu verändern. Allein durch das Geschehenlassen der Atmung wird ein vertiefender Entspannungseffekt erzielt.

Übung mit der Atemformel

> Nehmen Sie eine bequeme Lage ein.

> Schließen Sie Ihre Augen und konzentrieren Sie sich auf Ihre Atmung. Beobachten Sie das Kommen und Gehen Ihres Atems. Konzentrieren Sie sich jetzt auf die Atemformel.

> Sprechen Sie die Atemformel gedanklich drei- bis sechsmal, während Sie weiteratmen.

> Genießen Sie die Entspannung mit jedem Atemzug.

> Konzentrieren Sie sich dann auf die Ruheformel und sprechen Sie diese gedanklich drei- bis sechsmal. Verfahren Sie ebenso mit der Wärme- und der Schwereformel.

TIPP: Bemühen Sie Ihr geistiges Auge
Wenn Sie sich nur schwer konzentrieren können oder das Training nicht so recht zu wirken scheint: Stellen Sie sich die Formeln optisch vor oder schreiben Sie sie im Geiste nieder.

Selbsthypnose

Hypnose ist eine erprobte Möglichkeit, Schlafstörungen entgegenzuwirken. Am besten wenden Sie diese Entspannungsmethode abwechselnd mit dem Autogenen Training an, da sich beide
Techniken ähneln. Die unten stehende Anleitung zur Selbsthypnose können Sie gut zu Hause ausprobieren. Es gibt allerdings
auch Therapeuten, bei denen Sie verschiedene Formen der
Selbsthypnose erlernen können, vorausgesetzt, diese Entspannungsmethode liegt Ihnen. Sorgen Sie zunächst dafür, dass Sie
ungefähr 15 Minuten absolute Ruhe haben. Oder führen Sie die
Übung gleich kurz vor dem Einschlafen durch.

Übung zur Selbsthypnose

> Legen Sie sich bequem auf den Rücken und schließen Sie Ihre
Augen. Atmen Sie ruhig ein und aus und stellen Sie sich jetzt einen Himmel vor, an dem eine Wolke vorüberzieht. Diese Wolke
ist nur für Sie da. Sie können alles, was Sie tagsüber geärgert
oder gestresst hat, in sie hineinpacken. Wenn Sie damit fertig
sind, geben Sie der Wolke gedanklich einen festen Schubs, und
sie saust davon, weit weg, bis Sie sie nicht mehr sehen können.

> Atmen Sie weiter ruhig ein und aus, immer tief in den Bauch hi-
nein (siehe auch Seite 76). Lassen Sie den Atem fließen.

> Stellen Sie sich nun vor, dass Sie mit jedem Einatmen Entspan-
nung in sich einströmen lassen. Sie können sich die Entspannung
als kleines Licht vorstellen oder als Farbe. Atmen Sie Licht und
Farbe ein und lassen Sie beides durch Ihren ganzen Körper fließen. Sinken Sie mit jedem Einatmen tiefer in die Entspannung.

> Atmen Sie nach jedem Einatmen auch wieder bewusst und tief
aus. Mit jedem Ausatmen weicht Verspannung aus Ihrem Körper. Sie lösen und entspannen sich dabei völlig.

Achtsamkeit üben

Diese Meditationsmethode entstammt der buddhistischen Vipas-
sana-Praxis, wird aber auch von Nichtbuddhisten gelehrt und
geübt. Unter Achtsamkeit versteht man eine offene, gelassene

Einstellung gegenüber allen Gedanken und Gefühlen, den eigenen wie denen der anderen. Achtsam handelt immer der, der sich voll und ganz dem widmet, was er in diesem Moment tut. Das bedeutet für den Alltag, dass jede unserer Verrichtungen gleich wichtig ist und deshalb auch gleich sorgfältig ausgeführt werden sollte. Wenn wir von einer Angelegenheit zur nächsten hetzen, können wir uns auf das momentane Geschehen kaum einlassen. Dadurch verliert sich die Qualität der Achtsamkeit. Wir machen eher Fehler und geraten unter Stress. Deshalb gilt: Egal, ob Sie die Spülmaschine ausräumen, Reifen wechseln oder ein Gespräch mit dem Lehrer Ihres Kindes führen: Tun Sie es achtsam!

Der Bodyscan

Eine der wirkungsvollsten Übungen, die Achtsamkeit und Sensibilität von Körper und Seele zu schulen, ist der Bodyscan. Dabei tasten Sie in Gedanken Teil für Teil Ihren Körper ab und spüren dabei Körpervorgängen, -signalen und -verspannungen nach. Das wirkt insbesondere nach einem stressreichen Tag sehr entspannend. Nehmen Sie sich zumindest am Anfang 20 bis 30 Minuten Zeit dafür. Meditieren Sie direkt vor dem Zubettgehen und lassen Sie sich danach sanft in den Schlaf gleiten.

TIPP: Täglich üben
Wenn Sie etwas geübter sind, spüren Sie deutlich, wann Ihre Übungszeit abgeschlossen ist. Unabhängig davon wäre ideal, wenn Sie täglich üben würden.

MBSR – Stressbewältigung durch Achtsamkeit

Je mehr Lebensbereiche Sie mit Bewusstheit erreichen, desto mehr kommen Sie wieder an den Kern Ihrer Persönlichkeit. Sie fühlen sich weniger fremdbestimmt oder ohnmächtig, sondern autark und selbstständig. Damit können Sie auch heftige Gefühle kontrollieren. Lernen Sie, sie zu beobachten und weiterziehen zu lassen. Dazu nachfolgend noch eine Achtsamkeitsmeditation, die von einem der bedeutendsten modernen Nichtbuddhisten entwickelt wurde, dem US-amerikanischen Molekularbiologen Jon Kabat-Zinn. Er entwarf auf der Grundlage der Vipassana-Meditation spezielle Übungen, die Sie auch in der Gruppe durch einen geschulten Therapeuten erlernen können. Diese »Mindful-Based Stress Reduction« (kurz MBSR) genannte Entspannungstechnik bedeutet so viel wie »Stressbewältigung durch Achtsamkeit«.

Übung nach Jon Kabat-Zinn

> Legen Sie sich bequem auf eine Yogamatte oder Decke. Ihre Beine sind etwas gegrätscht, die Füße sinken leicht nach außen. Die Arme liegen seitlich am Körper, die Handflächen zeigen nach oben.

> Atmen Sie tief in den Bauch hinein und wieder aus. Spüren Sie, wie sich mit jedem Atemzug die Bauchdecke hebt und senkt.

> Lenken Sie nun Ihre Aufmerksamkeit in Ihren linken Fuß. Stellen Sie sich vor, dass Sie bis in Ihre Zehen »hineinatmen«. Spüren Sie den großen Zeh, den zweiten, den dritten, den vierten und den kleinen. Schenken Sie allen Empfindungen Ihre volle Achtsamkeit. Stellen Sie sich vor, dass Sie mit dem Ausatmen alle Spannungen loslassen.

> Lenken Sie dann Ihre Aufmerksamkeit der Reihe nach auf Ihre Fußsohle, Ihren Fußrücken, Ihr Sprunggelenk, Ihren Unterschenkel, Ihr Knie, Ihren Oberschenkel bis hinauf in die Leistengegend. Atmen Sie dabei immer ruhig und tief ein und aus. Geben Sie sich genügend Zeit.

> Tasten Sie weiter Ihren ganzen Körper ab: von Ihrem rechten Fuß bis zur Leiste, den Unterleib, das Gesäß und das Becken, die Wirbelsäule ganz hinauf bis zu den Schultern. Von den Fingern der linken Hand bis zur Schulter und den Fingern der rechten Hand bis zur Schulter, dann über Nacken, Hals, Gesicht, Kopf bis zum Scheitel.

> Wenn Sie nun angenehm entspannt und müde sind, kuscheln Sie sich in ihr Bett und überlassen sich ganz dem Hier und Jetzt – und Ihrem Schlaf.

GU-ERFOLGSTIPP

DENKEN SIE ÜBER PROBLEME ERST NACH, WENN SIE DA SIND

Die größte Grübelfalle sind sorgenvolle Gedanken. Sie können einem den Schlaf regelrecht verleiden. Nun hat jeder Mensch im Leben Situationen und Zeiten zu bewältigen, die nicht einfach sind. Doch wie oft machen Sie sich Sorgen um Dinge, die in ferner Zukunft liegen und von denen kein Mensch weiß, ob sie berechtigt sind oder nicht? Sorgen legen sich auf das Gemüt und verstärken Stress und Niedergeschlagenheit. Lassen Sie Ihre Sorgen deshalb in Frieden ziehen. Versuchen Sie, sich um sich selbst zu kümmern und zu schlafen. Nur wenn Sie nachts durch guten Schlaf Kraft und Energie aufgeladen haben und morgens entsprechend ausgeruht sind, werden Sie in der Lage sein, echte Probleme zu lösen.

Genusstraining

Neigen Sie dazu, ein schlechtes Gewissen zu haben, wenn Sie sich selbst eine Freude bereiten? Oder haben Sie Genussmomente sogar völlig aus Ihrem Leben verbannt, weil dafür einfach keine Zeit ist oder – Hand aufs Herz – Sie es sich nicht wert sind? Natürlich ist Genießen ein Luxus: Denn Genuss bedeutet bewusste Entschleunigung, bedeutet bewusste, achtsame Hingabe an den Moment, ohne ihn von Gedanken an Vergangenheit oder Zukunft stören zu lassen. Und natürlich ist es auch eine Belohnung für bewältigte Aufgaben. Deshalb ist ein leichtes Abendessen, dessen Zubereitung wenig Zeit in Anspruch nimmt, das bei Kerzenlicht und hübsch gedecktem Tisch zelebriert wird, eine Belohnung und ein genussvoller Ausklang eines unangenehmen Tages.

Hinter dem Genusstraining steht die Idee, sich daran zu erinnern, wie sich ein schöner Moment anfühlt. Das muss nichts Aufregendes und Kunstvolles sein, sondern soll nur dazu dienen, sich wohlzufühlen. Tun Sie sich einfach Gutes (siehe GU-Erfolgstipp Seite 69). Für den einen ist dies die Erholung in der Badewanne mit dem Lieblingsöl, für den anderen ein Glas Prosecco und das Schmökern im Lieblingsbuch bei hochgelegten Beinen. Der Dritte genießt den Moment des Einkuschelns auf dem Sofa mit dicken Socken an den Füßen und einer Duftschale auf dem Tisch. Besonders entspannend wirken ätherische Öle von Lavendel, Rose, Bitterorange und Muskatellersalbei. Was Sie auch bevorzugen, wichtig ist allein, dass Sie Ihren Genussmoment bewusst in den Tagesablauf beziehungsweise in Ihr Abendritual einplanen. So werden Stresshormone reduziert, und Ihr Belohnungszentrum schenkt Ihnen dafür Glückshormone.

Schritt 4: Gut durch die Nacht

Ein gut organisierter, aktiver Alltag, eine sinnvolle, ausgewogene Ernährungsweise, Entspannungsrituale und ein Ruheraum, in den Sie sich gerne zurückziehen, waren die ersten Schritte hin zu einem guten Schlaf. Trotzdem kann es gerade am Anfang der Umstellung Ihrer Schlafgewohnheiten noch zu nächtlichem Aufwachen kommen. Das ist durchaus normal, und Sie sollten sich deshalb keinesfalls unter Druck setzen, denn damit erreichen Sie eher das Gegenteil. Der Schlafforscher Ingo Fietze (siehe Seite 41)

WICHTIG

Grübelnd im Bett liegen ist absolut verboten! Wenn es Ihnen nicht gelingt, sich im Bett von belastenden Gedanken freizumachen, dann stehen Sie auf, drehen Sie eine Runde durch die Wohnung, trinken Sie einen schlaffördernden Tee – und dabei können Sie grübeln. Ihr Bett aber ist nur zum Schlafen da!

TIPP: Besser keine
Uhr am Bett
Verbannen Sie die Uhr aus
Ihrem Blickfeld. Es ist extrem demotivierend, sich
die Zeiten, zu denen Sie
aufwachen, zu vergegen-
wärtigen. Und was nützt es
schon, zu wissen, dass es
jetzt 2.21 Uhr ist? Einen
Wecker können Sie auch
auf einer Kommode etwas
weiter entfernt aufstellen.
Solange dieser nicht klin-
gelt, ist noch Schlafenszeit.

drückt das so aus: »Wer mit dem Vorsatz ins Bett geht, er müsse jetzt unbedingt schlafen, um am nächsten Tag topfit zu sein, hat die besten Chancen, schlecht einzuschlafen.«

Tatsächlich können Gedanken eine unglaubliche und oft unterschätzte Kraft entfalten, die Sie für oder gegen Ihre Zwecke einsetzen können. Wenn Sie fest daran glauben: »Ich kann heute nicht einschlafen, und mit dem Durchschlafen ist es der reine Horror. Ich kann froh sein, wenn ich auf vier Stunden Schlaf komme«, dann können Sie sich sicher sein, dass es auch so kommt – eine sich selbst erfüllende Prophezeihung. Wenn Sie allerdings positive Formulierungen wählen und sich diese ganz bewusst vor dem Einschlafen (am besten während des Zähneputzens) vergegenwärtigen, kann die Sache ganz anders aussehen. Wie wäre es damit: »Wenn ich jetzt ins Bett gehe, freue ich mich richtig auf die Nacht. Und wenn ich mal kurz aufwachen sollte, ist das in Ordnung. Ich bekomme sicher genügend Schlaf.« Solche Sätze nennt man positive Affirmationen. Je öfter Sie sich auf diese Weise programmieren, desto fester verankert sich die gute Absicht, und Sie werden immer öfter besser schlafen.

Hier ein paar Möglichkeiten für einen guten Schlaf, wenn es in der Anfangszeit noch nicht so recht klappen will.

Methode 1: Paradoxe Intention

Sie haben immer noch Probleme mit dem Einschlafen und liegen nach dem Ausknipsen Ihrer Bettlampe stundenlang wach? Dann drehen Sie den Spieß doch einfach um: »Einschlafen? Nein, danke! Ich will jetzt nicht einschlafen – ich liege einfach nur so im Bett und genieße es. Wäre ja schade, gerade jetzt einzuschlafen, wo es so gemütlich und ruhig ist. Ich schlafe nicht ein, einschlafen tu ich nicht, ich schlafe keinesfalls ein, einschlafen kommt gar nicht in Frage.« Dieses Paradox wirkt sehr entlastend. Es nimmt den Druck von Ihnen, jetzt unbedingt einschlafen zu müssen, obwohl Sie ja nun schon so viel dafür getan haben. Sie werden sehen, wie schnell Sie damit ins Land der Träume reisen.

Die sogenannte Paradoxe Intention entstammt der Psychotherapie. Dabei geht man davon aus, dass das Kämpfen gegen eine bestimmte Verhaltensweise – in diesem Fall ist es das Ein- oder Durchschlafen – das Symptom des Nichtwollens enthält. In der Therapie wird der Klient deshalb dazu angeregt, nicht gegen sein (ungünstiges oder belastendes) Verhalten anzukämpfen, sondern es ganz bewusst herbeizuführen und auszuüben.

Diese wunderbare, bei Einschlafstörungen oft erfolgreich angewandte Methode spiegelt die alte Weisheit wider, dass der Schlaf wie ein scheuer Vogel ist, nach dem man nicht greifen kann. Man muss ihn einfach kommen lassen.

Wenn Sie nachts nicht wieder einzuschlafen können

Die Paradoxe Intention ist auch das Mittel der Wahl, wenn Sie zwar gut eingeschlafen sind, aber zuverlässig wie ein Uhrwerk gegen 2.00 Uhr morgens aufwachen und einfach nicht mehr in den Schlaf zurückfinden. Versuchen Sie, entspannt zu bleiben. Schließlich liegen Sie ja im Bett, in Ihrer Schutzzone. Was kann Ihnen hier schon passieren? Seien Sie einfach froh darüber, dass Sie noch nicht aufstehen müssen, kuscheln Sie sich wieder in Ihre Decke und starten Sie mit der oben beschriebenen Paradoxen Intention: »Jetzt bloß nicht einschlafen!«

Methode 2: Nächtliche Gedanken notieren

Negative Gedanken, die Sie partout nicht loslassen, können Sie aufschreiben. Ein Notizblock oder ein kleines Tagebuch am Bett ist hilfreich, wenn Sie nachts aus dem Grübeln nicht herauskommen, etwas loswerden möchten, einen Geistesblitz haben oder Ihnen plötzlich einfällt, dass Sie einen Termin bei Ihrem Steuerberater oder Ihrer Ärztin vereinbaren wollten. Meist entlasten solche kleinen Aktionen, und Sie haben das Gefühl, noch etwas Wichtiges erledigt zu haben, das möglicherweise in Vergessenheit geraten wäre. Außerdem können Sie am Morgen Ihre Nachtgedanken entspannt nachlesen und dabei gleich überprüfen, ob sie am Tag noch immer so schwarz oder doch nur hellgrau sind. Wenn Sie dann zur Ruhe finden, hat Ihr Gehirn vielleicht sogar die Chance, im Traumschlaf eine Lösung für das anstehende Problem zu finden (siehe auch Seite 21).

TRAURIG IN DER NACHT?

Mitten in der Nacht wirkt das schlaferhaltende »Grübelhormon« Melatonin. Dieser Botenstoff fördert (leider) ein Gefühl der Niedergeschlagenheit. Oft hilft schon zu wissen, dass dahinter ganz einfach ein biologisches Programm steckt.

Methode 3: Platzwechsel

Haben Sie ein bequemes Sofa, ein Bett im Gästezimmer oder im ehemaligen Kinderzimmer? Manch einer lässt seine Sorgen nachts einfach im Bett, wenn er oder sie mitten in der Nacht nicht mehr einschlafen kann. Gelegentlich ist es durchaus hilfreich, mit seiner Bettdecke den Schlafplatz zu wechseln. Auf diese Weise fällt es leichter, andere Gedanken zu entwickeln und sich zu entspannen. Außerdem hat man das Gefühl, aktiv etwas für einen guten Schlaf zu tun und nicht dem ständigen Aufwachen und den Grübeleien hilflos ausgeliefert zu sein.

Hilfreich ist auch, einen bestimmten Stuhl oder Sessel zum nächtlichen Grübelstuhl oder -sessel zu deklarieren. Machen Sie es sich dort gemütlich, lassen Sie im Licht einer Kerze oder einer Salzlampe (normales Lampenlicht macht wach!) noch einmal den Tag vorbeiziehen. Vielleicht haben Sie sich am Abend vorsorglich schon eine Thermoskanne mit schlafförderndem Kräutertee zubereitet, den Sie jetzt genüsslich trinken können. Tun Sie sich Gutes (aber nicht aus Frust essen!) und legen Sie sich wieder hin, sobald Sie sich richtig müde fühlen.

Methode 4: Das Muster unterbrechen

Oft hilft es, alte Muster oder eingeschlichene Gewohnheiten zu durchbrechen oder sich tagsüber vermehrt neuen, positiven Beschäftigungen zu widmen. Das kann der Beginn eines Yoga- oder Malkurses sein, ein Jour fixe mit Freunden oder Freundinnen, die anstehende Urlaubsplanung, eine größere Anschaffung (ein neues Bett?) oder der Umzug in eine Wohnung, in der Sie weniger Lärm oder anderen Unannehmlichkeiten ausgesetzt sind.

Dazu gehört unter Umständen auch, deutlich Grenzen zu setzen. Menschen, die es allen recht machen wollen (etwa um anerkannt oder gebraucht zu werden) und dabei ständig über die eigenen Leistungsgrenzen gehen, zahlen nicht selten mit einer schlechten Schlafqualität oder einem Schlafdefizit. Wolf Büntig, Arzt für Psychotherapie, formuliert es so: »Ich kann feststellen, dass ich eine Wirbelsäule habe, die mich aufrichtet, und ich kann Nein sagen!« Wenn Sie Grenzen setzen, bestimmen Sie selbst, wie Sie leben, statt »gelebt zu werden«. Von dem französischen Schriftsteller und Nobelpreisträger Romain Rolland stammt folgender Satz: »Glück heißt, seine Grenzen kennen – und sie lieben.«

Um in unserer schnelllebigen und globalisierten Zeit seine Mitte zu bewahren und sich den Aufgaben des Alltag zu stellen, ist es wichtig, die eigenen Grenzen zu wahren – und selbstverständlich auch die der anderen. Bei jeder Grenze geht es um die Frage der persönlichen Identität: »Wer bin ich?« Setzen Sie Ihre Grenzen richtig? Wissen Sie, wo die Grenzen Ihrer Belastbarkeit und Ihrer Gutmütigkeit liegen? Können Sie Nein sagen? Grenzen beinhalten etwas zutiefst Positives: Erst durch Grenzen entsteht Ihre Persönlichkeitskontur, wofür Ihre Mitmenschen Sie schätzen.

Neinstrategien

Ihre Absage sollten Sie immer freundlich, aber klar formulieren: »Nein, leider kann ich dir nicht weiterhelfen.« Wenn Sie es Ihrem Gegenüber erleichtern wollen, begründen Sie Ihr Nein kurz. Machen Sie oft vorschnelle Zusagen, die Sie im Nachhinein bereuen? Dann bitten Sie um eine kurze Bedenkzeit. Falls sie Ihnen verweigert wird, lehnen Sie das Anliegen konsequent ab. »Wenn es nicht möglich ist, darüber nachzudenken, muss ich leider Nein sagen.« In bestimmten Fällen kann auch ein diplomatisches Nein angebracht sein. Zeigen Sie Verständnis für die an Sie herangetragene Bitte und geben Sie, falls möglich, einen Tipp. »Ich kann dir nichts abnehmen, auf meinem Tisch türmt sich die Arbeit. Frag doch Marion, die kennt sich mit der Materie gut aus.«

Und wenn jemand Ihr Nein nicht akzeptiert? Wiederholen Sie es so oft wie nötig, am besten immer mit den gleichen Worten.

Methode 5: Schlafrestriktion

Sie kennen aus Ihrem Schlaftagebuch Ihre ungefähre Schlafenszeit pro Nacht. Wenn Sie dabei im unteren Bereich liegen, also bei etwa fünf Stunden, könnte eine vorübergehende Schlafrestriktion sinnvoll sein. Damit wird in keiner Weise die Absicht verfolgt, Ihre Schlafenszeit noch weiter zu verkürzen, auch wenn der Begriff das erst einmal vermuten lässt. Es geht vielmehr um die

WICHTIG
Bei der Schlafrestriktion beziehungsweise den Schlafeinschränkungen sind Mittagsschläfchen selbstverständlich untersagt. Sie wären kontraproduktiv, da sie den Schlafdruck herabsetzen.

Dauer der Zeit, die Sie in Ihrem Bett verbringen. Sie soll etwa ebenso lang sein wie Ihre tatsächliche Schlafenszeit. Damit verkürzen Sie die Zeitspanne, in der Sie wach im Bett liegen. Denn Ihr Bett soll ja schließlich nur zum Schlafen da sein.

Bettgehzeit ist Schlafenszeit

Menschen mit Schlafstörungen verbringen – statistisch gesehen – mehr Zeit im Bett als Normalschläfer. Allerdings schlafen sie nicht, sondern wälzen sich hin und her oder verfallen in Grübelstimmung. Sollten Sie davon betroffen sein, sieht der Plan für Sie deshalb ab heute so aus, dass Sie jede Nacht genau die Anzahl ihrer Schlafstunden im Bett verbringen. Beispiel: Für einen Normalschläfer, also weder Eule noch Lerche, heißt das: um 0.00 Uhr zu Bett zu gehen und die Weckzeit auf 5.30 Uhr morgens festzulegen. An den ersten Abenden kann es einige Mühe bereiten, sich bis 0.00 Uhr zu beschäftigen. Fernsehen kann unter diesen Bedingungen mehr erschöpfen, als schlicht müde zu machen. Da hilft, dann eher ein kreatives Hobby wie Stricken, Malen oder Basteln. Und natürlich immer wieder Bewegung, am besten sind Spaziergänge an der frischen Luft.

Der Schlafdruck ist schließlich so enorm, dass Sie schnell einschlafen. Je öfter Sie dieses Erfolgserlebnis genießen, desto mehr verfestigt sich die Erfahrung: Ins Bett gehen bedeutet einzuschlafen. Nach und nach werden Sie immer besser durchschlafen. Damit kann die Bettzeit allmählich verlängert werden. So werden Sie daran gewöhnt, Ihren Schlaf auszudehnen, bis eine »normale« Schlafdauer ohne große Unterbrechungen erreicht wird. Eine Bett- und Schlafenszeit von sieben bis acht Stunden werden Sie so schnell wohl nicht erreichen, aber etwas anderes, das ebenso wertvoll ist: Ihr Schlaf wird tiefer, die Schlafeffizienz besser.

Wann hilft das Schlaflabor?

Der Leidensweg schlafgestörter Patienten ist häufig dramatisch. Oft werden Schlafstörungen selbst vom vertrauten Hausarzt abgetan und nicht ernst genug genommen. Hilfe finden Sie bei chronischen Schlafstörungen bei einem Somnologen. Diese Ärzte

FRÜHE SCHLAFLABORE

Das erste Schlaflabor der Welt wurde in den Sechzigerjahren des letzten Jahrhunderts an der Stanford University in Palo Alto, Kalifornien, gegründet. Etwa zehn Jahre später eröffnete das erste deutsche Schlaflabor in der Neurologischen Klinik des Hessischen Diakoniezentrums Hephata in Schwalmbach.

oder Psychologen haben ein Aufbaustudium zum Schlafmediziner absolviert, arbeiten an Universitätskliniken, Schlafmedizinischen Zentren oder in Schlaflaboren. Sie sind die idealen An-
sprechpartner für pathologische Schlafstörungen, da sie in der
Regel über große Erfahrung auf ihrem Fachgebiet verfügen.

In Deutschland, Österreich und der Schweiz gibt es zusammen
genommen etwa 400 Schlaflabore. Das macht auch deutlich, wie
viele Menschen unter Schlafstörungen zu leiden haben, Tendenz
steigend. Fast 90 Prozent der Institute kümmern sich hauptsäch-
lich um Schlafapnoeiker (siehe Seite 41 ff.) und Menschen, die
das Restless-Legs-Syndrom (siehe Seite 44) haben. Die restlichen
10 Prozent sind Anlaufstellen auch für andere Ein- und Durchschlafstörungen (siehe Anhang Seite 123).

Wann hilft die Verhaltenstherapie?

Genau genommen sind alle Maßnahmen unseres Schlaftrainings
verhaltenstherapeutischer Natur. Das Gute daran: Sie haben Ihr
Training selbst in der Hand, und es hat garantiert keine negativen
Nebenwirkungen. Eine professionelle Unterstützung durch einen
Verhaltenstherapeuten ist dann (unter Umständen begleitend zu
Ihrem Schlaftraining) angezeigt, wenn

> Ihre Ein- oder Durchschlafstörungen Sie schon seit mehreren
  Jahren erheblich belasten,
> der Auslöser für Ihre Schlafstörungen extremer Stress (Burn-
  out) oder ein Trauma war,
> Sie eigentlich schon seit Ihrer Kindheit schlecht schlafen und
  so gut wie resigniert haben,
> Ihr Arzt oder Somnologe dringend dazu rät.

Erkundigen Sie sich im nächsten Schlaflabor oder bei Ihrem
Hausarzt nach Adressen von Verhaltenstherapeuten, die auch auf
das Thema Schlafstörung spezialisiert sind. Erfahrungsgemäß ist
Verhaltenstherapie eine wirkungsvolle Methode bei Insomnie
(siehe Seite 44 f.), um den Teufelskreis zu durchbrechen: Meistens reichen acht bis zehn Sitzungen aus. Sie werden von der
Krankenkasse bezuschusst, manchmal sogar voll erstattet. Aus-
kunft darüber gibt Ihnen Ihre Krankenkasse.

TIPP: Keine Scheu vor professioneller Hilfe

Noch immer schrecken Menschen davor zurück, psychotherapeutische Hilfe in Anspruch zu nehmen. Bevor Sie jedoch in einen Teufelskreis geraten – Schlaflosigkeit löst Depressionen aus und Depressionen sind oft Ursache für Schlaflosigkeit –, sollten Sie eventuelle Vorbehalte überwinden.

Häufige Fragen an den Schlaftrainer

Es gibt wenig Dinge im Alltag, von denen wir uns derart verunsichern lassen wie von Meinungen zum richtigen Schlaf. Richtig ist, dass der Schlaf von vielen Faktoren beeinflusst wird und daher individuell sehr unterschiedlich ist. Unstrittig ist auch, dass gerade in Sachen Schlaf die Menschen nicht gleich sensibel sind. Man denke nur an Geräuschempfindlichkeit. Letztlich ist es selten ganz falsch, auf die eigene innere Stimme zu hören.

Seit meiner Kindheit höre ich, dass der gesündeste Schlaf der vor Mitternacht ist. Stimmt das wirklich oder ist das lediglich ein Ammenmärchen?

Den besten Schlaf haben Sie in den ersten drei Stunden, denn da ist der Anteil des zur Regenerierung wichtigen Tiefschlafs am höchsten. Die Uhrzeit ist dem Körper allerdings völlig egal. Doch keine Regel ohne Ausnahme: Nach der «biologischen Mitternacht», etwa ab 3.00 Uhr, wird es schwieriger, noch ausreichend Tiefschlaf zu bekommen. Den brauchen Sie aber, um erholt in den Tag starten zu können.

Ich gehe immer erst ins Bett, wenn ich richtig müde bin. Dennoch kann ich nicht einschlafen und wälze mich oft noch ein bis zwei Stunden herum.

Es gibt leider keine für jeden Menschen gültige Patentlösung. Die wichtigste Empfehlung: Halten Sie sich an die Regeln für eine gute Schlafhygiene. Darunter versteht man die Phase zwischen dem Ende eines anstrengenden Tages und dem erholsamem Schlaf, also entspannende Abendstunden. Wie immer Sie diese auch gestalten wollen, machen Sie sie zu Ihrem Ritual. Rituale sind übrigens nicht in Stein gemeißelt, Sie können sie bei Bedarf auch wechseln.

Mein Mann arbeitet im Schichtdienst. Ich habe gehört, das soll gesundheitsschädlich sein?

Leider stimmt das. Schlafmediziner und Schlaftrainer sprechen vom Schichtarbeitersyndrom, wenn sich die unnatürliche Schichtarbeit mit Schlafstörungen zu einem dauerhaften Problem ausweitet. Eine erste Maßnahme ist die sehr gewissenhafte Schlafhygiene (dunkles und ruhiges Zimmer, ohne Störfaktoren wie etwa Telefon). Generell sollte Nachtarbeit möglichst auf wenige Jahre beschränkt werden. Viele Menschen kommen allerdings auch ziemlich gut damit zurecht: die sogenannten Eulen (Langschläfer) mit der Spät- und die Lerchen (Frühaufsteher) mit der Frühschicht. Bei unterschiedlichen Schichten sind die Wechsel im Uhrzeigersinn einfacher zu verkraften als die gegen den Uhrzeigersinn.

Ist es schlimm, wenn ich nachts immer wieder aufwache?

Nein, das ist sehr natürlich. Einfach umdrehen und entspannt weiterschlummern.

Ich fahre auf dem Bock (Lkw) und wüsste gern, was mich auf langen Nachtfahrten am besten fit hält. Kaffee, laute Musik, offenes Fenster oder alles zusammen?

Nichts davon hilft auf Dauer wirklich. Der Kaffee verzögert die Müdigkeitsattacken nur, die dann aber umso heftiger und unwiderstehlicher kommen. Wenn Sie Nachtfahrten nicht vermeiden können, sollten Sie zwischendurch eine Pause für ein kurzes Nickerchen einlegen, das Sie durch den Wecker im Handy zeitlich auf ein paar Minuten begrenzen. Nur so kann der Schlafdruck für den Moment ausreichend reduziert und ein hohes Unfallrisiko vermieden werden. Sich danach ein paar Minuten an der frischen Luft die Beine zu vertreten, macht wieder hellwach und tut obendrein dem Rücken gut.

Wie sieht ein ideales Abendessen für einen erholsamen Schlaf aus?

Im Allgemeinen fördert kohlenhydratarme Kost den Tiefschlaf. Doch auf manche Menschen mit Einschlafstörungen scheinen gerade Nudeln und ähnliche Kohlenhydratbomben entspannend zu wirken und die Einschlaflatenz zu verkürzen. Die Orientierungsregel lautet auf jeden Fall »Störung hat Vorrang.« Das heißt mit anderen Worten: Nehmen Sie ein Abendessen zu sich, das Sie nach Ihren Erfahrungen beim Einschlafen unterstützt. Doch wie für jedes Abendessen gilt auch hier: möglichst leicht und früh.

Hart schlafen ist doch gesund, oder?

Nein, nicht grundsätzlich und für jedermann. Diese frühere Behauptung wurde längst widerlegt. Wenn Sie sich eine neue Matratze anschaffen, sollten Sie unbedingt ausreichend lang probeliegen. Falls Sie ein Doppelbett neu ausstatten, ziehen Sie bei Bedarf lieber zwei unterschiedliche Matratzen in Erwägung. Ein 85 Kilogramm schwerer Mann braucht einen anderen Härtegrad als eine 55 Kilogramm schwere Frau.

Mein Mann schwitzt so stark, dass er jede Nacht seinen Pyjama wechseln muss. Damit wird der Schlaf immer wieder unterbrochen. Was kann denn die Ursache sein?

Mehrere Ursachen sind denkbar. Manchmal ist das Schlafzimmer nicht ausreichend gelüftet, sodass zu hohe Luftfeuchtigkeit entsteht und das Bettklima schlecht ist. Viele Oberbetten sind zu alt und/oder zu schwer. Heute werden im Handel gerade für heiße Sommernächte sehr angenehme, leichte Bettdecken angeboten. Oft wird die Bedeutung der Decken für einen guten Schlaf unterschätzt. Ganz abgesehen von solchen äußeren Faktoren kann natürlich ein gesundheitliches Problem vorliegen, das ärztlich abgeklärt werden muss. Das könnte zum Beispiel Bluthochdruck oder Diabetes mellitus sein. Und immer wieder ist zu hoher Alkoholkonsum am Abend die Ursache für übermäßiges Schwitzen in der Nacht.

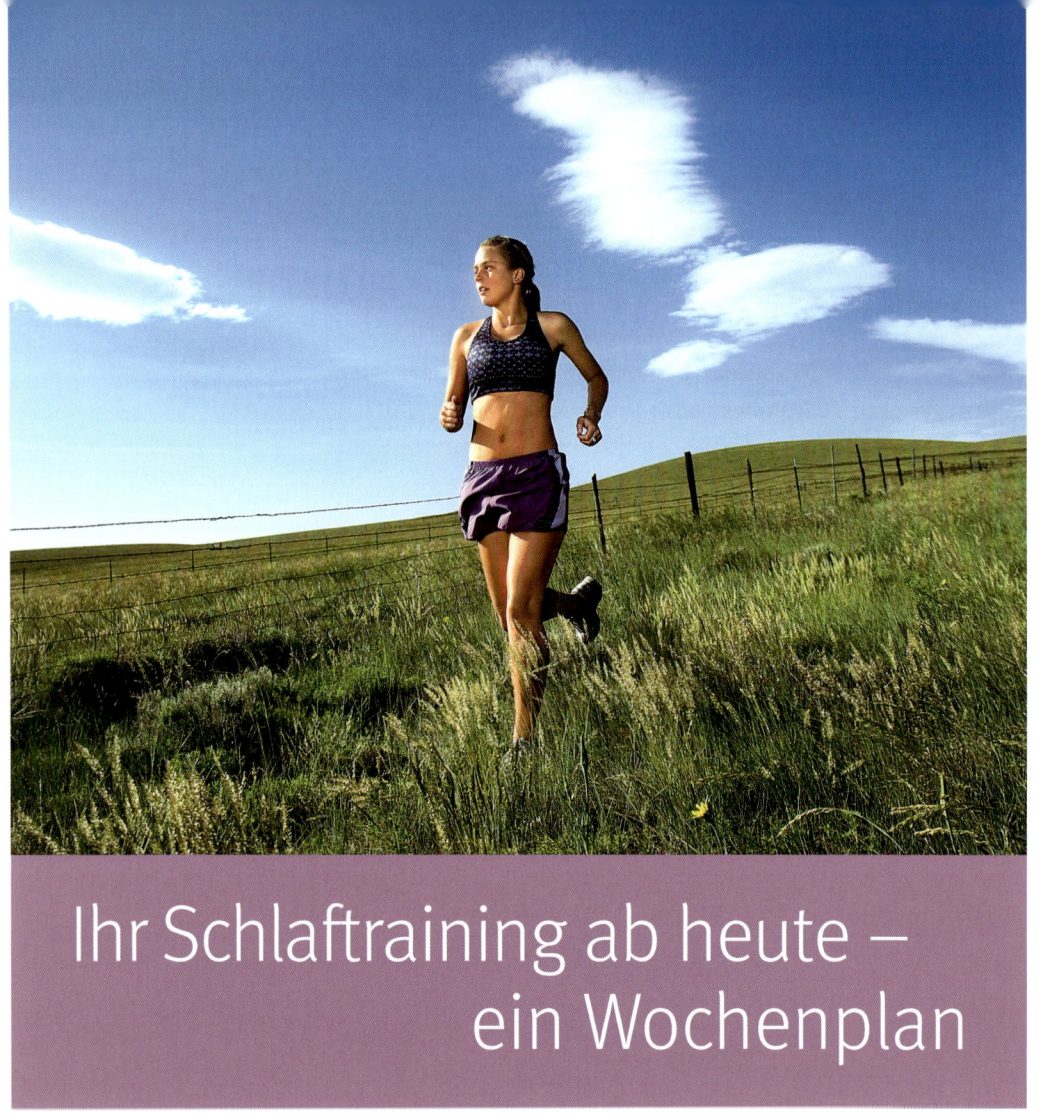

Ihr Schlaftraining ab heute – ein Wochenplan

Wenn Sie fest entschlossen sind, etwas für Ihren guten Schlaf zu tun, können Sie mit dem Wochenplan auf den nächsten Seiten unser Schlaftraining erfolgreich umsetzen. Am besten versuchen Sie, diesen Plan drei Wochen einzuhalten. Jeder Wochentag (Samstag und Sonntag sind etwas flexibler gestaltet) wird genau strukturiert und ritualisiert mit festen Aufwach- und Bettgehzeiten, drei Mahlzeiten und köstlichen Rezepten dafür (jeweils für zwei Personen, jedoch beliebig erweiterbar). Hinzu kommen Vorschläge, wie Sie aktiv entspannt in den Tag starten. Die angegebenen Übungen sind optional. Sie können sie jederzeit durch andere Übungen aus diesem Ratgeber ersetzen, die Ihnen möglicherweise mehr liegen. Tagsüber gehen Sie wie gewohnt Ihren Verpflichtungen nach (am Arbeitsplatz, mit den Kindern, im Haushalt). Wenn irgendwie möglich, sollten Sie täglich nach dem Mittagessen etwa 20 Minuten an die frische Luft gehen. Damit tanken Sie neue Energie für den Nachmittag und kurbeln den Kreislauf wieder an. Nach Arbeitsschluss sollte dann wirklich Schluss mit der Arbeit sein – natürlich auch gedanklich. Entspannungsrituale und Wohlfühleinheiten für den Abend mit Bädern und Teemischungen runden das Programm ab.

Wissenswertes vorab

Schreiben Sie vor Beginn Ihres Schlaftrainings ein Schlafprotokoll und rechnen Sie Ihre individuelle Schlafzeit aus. Notieren Sie auch, ob und wann Sie tagsüber schlafen (siehe Folder). Bereiten Sie Ihr Schlafzimmer so vor, dass es zu einem echten Ruheraum wird (siehe Seite 71). Kaufen Sie bereits jetzt alle Zutaten ein, die Sie für die Mahlzeiten während einer Woche benötigen und die nicht frisch besorgt werden müssen. Das ist insbesondere für die Abendmahlzeiten wichtig, weil Sie sie auf diese Weise ohne zusätzlichen Zeitaufwand relativ schnell zubereiten können. Genießen Sie alle Ihre Mahlzeiten mit Muße und in Ruhe! Ab dem Abendessen heißt es: Anrufbeantworter oder Mailbox an. Wenn Sie später bei Ihrem Entspannungsritual noch mit Ihrer besten Freundin telefonieren oder einem Freund Ihre neuesten Sporterfahrungen mitteilen möchten – kein Problem, tun Sie es.

Sollten Sie irgendeinen Punkt im Wochenprogramm einmal nicht erfüllen können oder lieber durch einen anderen ersetzen wollen, der besser zu Ihrer Tagesgestaltung passt, nur zu. Dieser Plan ist lediglich ein Hilfsangebot, das vielfach erprobt ist und mit dem erfahrungsgemäß gute Resultate erzielt werden.

Bleibt nur noch zu wünschen: Genießen Sie jede Einheit Ihres Schlaftrainings, kommen Sie gut durch den Tag – und vor allem geruhsam durch die Nacht!

TIPP: Normaler Alltag für das Schlaftraining Achten Sie darauf, dass keine außergewöhnlichen Termine für die Zeit anstehen, für die Sie Ihr Schlaftraining vorgesehen haben. Sonst wird es schwierig, die stark ritualisierten Tage durchzuhalten.

Montag
Nach dem Aufwachen
Schlafprotokoll

Aufstehen
Zwischen 6.15 und 6.30 Uhr

Aktiv entspannt in den Tag
10 Minuten Yoga (siehe Seite 78)

Frühstück
Erdbeer-Kiwi-Müsli
6 EL Haferflocken | 1 EL Leinsamen | 2 EL Sonnenblumenkerne |
3 EL Rosinen | 4 Erdbeeren | 2 Kiwis | 6 EL Sahne | 1 EL Honig |
2 EL Wasser

1 Die Haferflocken mit Leinsamen, Sonnenblumenkernen und Rosinen in einer Schüssel mischen.

2 Erdbeeren waschen und trocken schütteln. Den Strunk entfernen und die Erdbeeren vierteln. Kiwis putzen und schälen, in Scheiben schneiden, diese noch halbieren.

3 Getreidemischung auf zwei Schälchen verteilen, Erdbeeren und Kiwischeiben darüber geben. Die Sahne mit Honig und Wasser zu einer glatten Masse verrühren und über das Früchtemüsli gießen.

Ein mediterranes Mittagessen mit Vitamingarantie in den Farben Gelb, Rot, Grün.

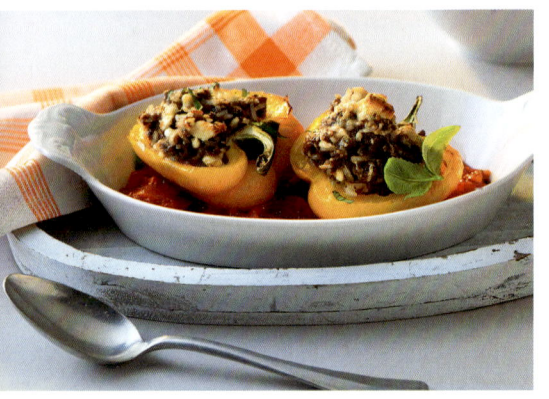

Mittagessen
Gefüllte Paprikaschoten
2 gelbe Paprikaschoten | 50 g Langkornreis (parboiled) | 1 kleine Zwiebel | 1 Knoblauchzehe | 50 g Feta | 6 Blätter Basilikum | 150 g Rinderhackfleisch | 1 Ei (Größe S) | 2 EL geriebener Parmesan | 2 TL Crema di Aceto Balsamico | Salz | Pfeffer aus der Mühle | 1 TL Paprikapulver rosenscharf | 1 TL Paprikapulver edelsüß |
4 Tomaten | 1 EL Rapsöl | 1 TL Oregano |
2 EL Tomatenmark | 1 EL Honig

1 Die Paprikaschoten waschen, der Länge nach halbieren, putzen und in kochendem Salzwasser ungefähr 2 Minuten lang blanchieren. Herausheben und auf Küchenkrepp abtropfen lassen.

2 Reis in ½ l kochendes Salzwasser geben und nach Packungsangabe gar kochen. In der Zwischenzeit Zwiebel und Knoblauch schälen und fein würfeln, Feta ebenfalls würfeln, Basilikum waschen und trocken schütteln, die Blätter fein hacken.

3 Das Rinderhackfleisch in eine große Schüssel geben. Den gekochten Reis, Zwiebel, Knoblauch, Ei, Basilikum, 1 EL Parmesan und Crema di Aceto Balsamico dazugeben und verkneten, mit Salz, Pfeffer und beiden Sorten Paprikapulver würzen. Die Fetawürfel in die Hackfleischmasse geben und diese in die Paprikahälften füllen. Mit dem restlichen Parmesan bestreuen.

4 Backofen auf 200° (Umluft 180°) vorheizen. Tomaten waschen und putzen, kurz mit kochend heißem Wasser überbrühen, häuten, vierteln, entkernen und klein schneiden. Öl in einer Pfanne erhitzen, Tomaten, Oregano und Tomatenmark einrühren. Mit Salz, Pfeffer und Honig würzen und zirka 4 Minuten schmoren lassen.

5 Die Tomatensauce in eine feuerfeste Form füllen, die Paprikahälften hineinsetzen und mit Alufolie zugedeckt im Ofen auf mittlerer Schiene 35 Minuten schmoren lassen. Dann Alufolie entfernen und weitere 10 Minuten bei 220° (Umluft 200°) goldbraun werden lassen.

TIPP: Viel Bewegung
Legen Sie so viele Wege wie möglich zu Fuß zurück! Steigen Sie ein oder zwei Stationen vor der Haltestelle aus und gehen Sie zu Fuß weiter ins Büro oder nehmen Sie besser noch gleich das Fahrrad.

Nach Arbeitsschluss
Beenden Sie Ihren ersten Arbeitstag der Woche gleich mit einer Runde Walken oder Joggen oder mit strammem Gehen. Danach kochen und gemütlich essen.

Abendessen
Brokkoligratin
400 g Brokkoli | 2 feste Tomaten | 150 g Crème Fraîche | 1 Ei (Größe M) | Salz | Pfeffer aus der Mühle | geriebene Muskatnuss | 40 g Gouda | frischer Oregano

1 Brokkoli waschen, putzen und in kleine Röschen teilen. Diese in heißem Wasser in zirka 6 Minuten garen.

2 Den Backofen auf 200° (Umluft 180°) vorheizen. Tomaten waschen, Stielansätze entfernen, halbieren und in dünne Scheiben schneiden.
3 Crème Fraîche und das Ei mit dem Schneebesen zu einer glatten Masse verrühren. Mit Salz, Pfeffer und Muskatnuss abschmecken.
4 Die Brokkoliröschen in die Form geben. Die Tomatenscheiben gleichmäßig zwischen den Brokkoliröschen verteilen.
5 Die Eimasse über das Gemüse gießen. Den Käse raspeln und den Brokkoli damit bestreuen. Den Oregano verlesen und darübergeben. Das Gratin im Ofen 15 Minuten überbacken.

Entspannungsritual
Ab etwa 20.30 Uhr: Bereiten Sie sich eine Kanne Schlaftee zu und schauen Sie einen guten Film an. Greifen Sie zur DVD, wenn das Fernsehprogramm nichts bietet.

Vor dem Einschlafen
Schlafprotokoll und Autogenes Training

Bettgehzeit
Ab etwa 22.30 Uhr

TIPP: Viel trinken

Trinken Sie ausreichend pro Tag. Ein Erwachsener benötigt etwa 1,5 bis 2 Liter Flüssigkeit, am besten Wasser oder ungesüßten Früchte- oder Kräutertee. Das hält Kreislauf und Konzentration in Schwung. Außerdem nimmt es kurzfristig auch Hungergefühle.

Dienstag

Nach dem Aufwachen
Schlafprotokoll

Aufstehen
Zwischen 6.15 und 6.30 Uhr

Aktiv entspannt in den Tag
10 Minuten bewusstes Atmen (siehe Seite 76)

Frühstück
Toast mit Pfirsichaufstrich
4 große Pfirsiche | etwas Multifruchtsaft | 50 g Rosinen | 50 g Grieß | 2 Päckchen Vanillezucker | 100 g gemahlene Haselnüsse | 6 Scheiben Toast

1 Pfirsiche waschen, trocknen und den Kern entfernen. Würfeln, in einen Topf geben und mit einem Schuss Multifruchtsaft bei kleiner Hitze zugedeckt zirka 5 Minuten dünsten lassen.

2 Rosinen und Grieß zu den Pfirsichen geben, unter Rühren aufkochen. Bei schwacher Hitze unter gelegentlichem Rühren so lange köcheln lassen, bis der Grieß weich ist.

3 Vanillezucker und Haselnüsse zum Pfirsichbrei geben. Gut unterrühren und noch einmal kurz erhitzen. Den Topf vom Herd nehmen und mit einem Pürierstab alles fein zerkleinern.

4 Den Toast nach Belieben toasten und mit dem Aufstrich bestreichen. Den restlichen Aufstrich in ein dicht schließendes Gefäß geben und im Kühlschrank aufbewahren. Hält drei bis vier Tage.

Mittagessen
Nudeln mit Gorgonzola und Spinat
250 g Tiefkühlrahmspinat | 1 Knoblauchzehe | 100 g Gorgonzola | 200 g Nudeln (z. B. Spirelli) | 2 EL Rapsöl | Salz | Pfeffer aus der Mühle | 100 ml Sahne | 50 ml Gemüsebrühe | frisch geriebene Muskatnuss

In Kombination mit Spinat müssen Sie bei der Pasta nicht einmal um Ihre Figur bangen.

1 Den Spinat nach Packungsangabe auftauen lassen. Knoblauch abziehen und fein würfeln.

2 Gorgonzola würfeln. Nudelwasser in einem großen Topf zum Kochen bringen, salzen, und die Nudeln nach Packungsangabe bissfest garen. Währenddessen das Öl in einem zweiten großen Topf erhitzen. Den Knoblauch darin zirka 20 Sekunden unter ständigem Rühren leicht andünsten, ohne dass er braun wird.

3 Spinat in den Topf mit Knoblauch geben, salzen und kräftig pfeffern. Sahne, Brühe und Gorgonzolawürfel hinzugeben.

4 Die Spinat-Gorgonzola-Mischung unter ständigem Rühren erhitzen und den Gorgonzola schmelzen lassen. Zum Schluss mit Muskatnuss würzen. Nudeln untermischen und sofort verzehren.

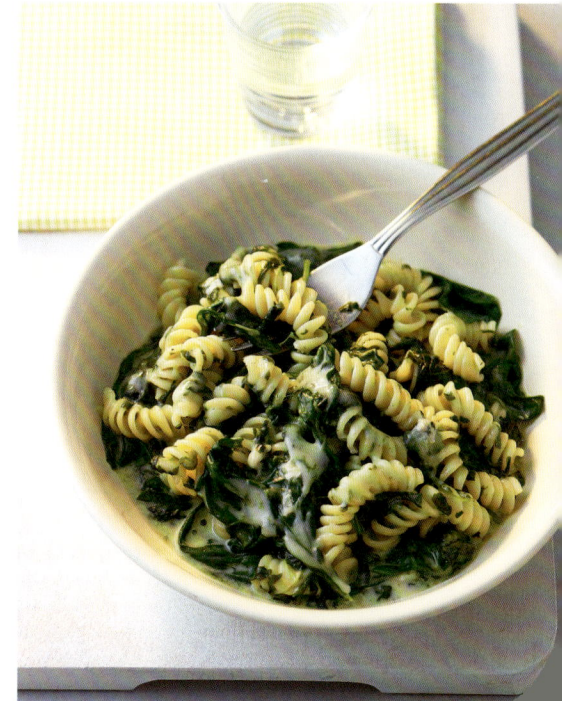

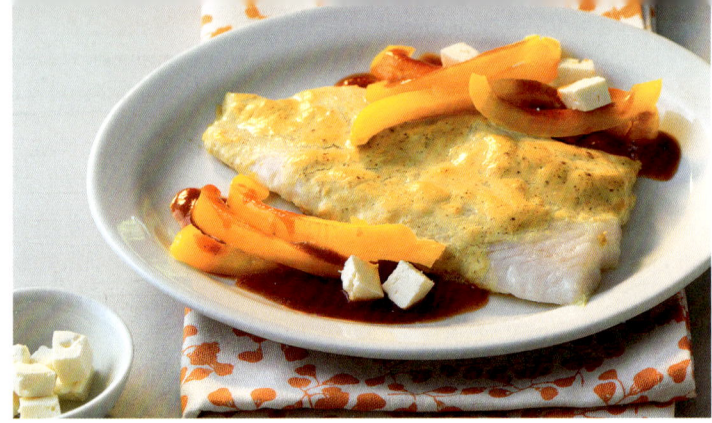

Der Pangasius, ursprünglich aus dem Mekongdelta kommend, ist wegen seines mild schmeckenden und fettarmen Fleisches sehr beliebt.

Nach Arbeitsschluss

Wenn es das Wetter zulässt, machen Sie mit dem Fahrrad eine kleine Tour, wenn nicht, gehen Sie zum Schwimmen. Danach kochen und gemütlich essen.

Abendessen
Pangasiusfilet mit Paprikagemüse

2 Bio-Pangasiusfilets (à 200 g) | 1 EL Zitronensaft | 75 g Fetakäse | 1 EL mittelscharfer Senf | 1 TL süßer Senf | 50 ml Schlagsahne | 1 Eigelb | Salz | Pfeffer aus der Mühle | 3 gelbe Paprikaschoten (zirka 300 g) | 2 Zwiebeln | 3 EL Rapsöl | 2 EL Weißweinessig | 100 ml Gemüsebrühe | 2 EL Tomatenmark

1 Den Backofen auf 180° (Umluft 160°) vorheizen. Die Fischfilets kalt abspülen, trocken tupfen, mit Zitronensaft beträufeln. Den Feta würfeln und beiseitestellen.

2 Beide Sorten Senf mit der Sahne, dem Eigelb, Salz und Pfeffer in einer Schüssel glatt rühren. Die Paprikaschoten waschen, putzen und in Streifen schneiden. Die Zwiebeln putzen, häuten und würfeln.

3 Die Fischfilets erneut trocken tupfen, salzen und pfeffern. Eine ofenfeste Form mit einem EL Öl ausstreichen und die Fischfilets hineinlegen. Sahne-Senf-Sauce darübergeben und im Ofen zirka 10 Minuten braten.

4 Das restliche Öl in einer beschichteten Pfanne erhitzen. Paprikastreifen mit Zwiebelwürfeln unter ständigem Rühren in 5 bis 6 Minuten anbraten.

5 Mit Essig und Gemüsebrühe ablöschen, Tomatenmark hinzugeben und verrühren. Etwas einkochen lassen, mit Salz und Pfeffer würzen. Paprikagemüse auf zwei Tellern anrichten, mit den Fetawürfeln bestreuen und die Pangasiusfilets darauflegen.

Entspannungsritual

Ab etwa 20.30 Uhr: Nehmen Sie ein warmes Bad bei Kerzenlicht mit entspannenden Kräuter- oder Ölzusätzen.

Vor dem Einschlafen

Schlafprotokoll und Progressive Muskelrelaxation

Bettgehzeit

Ab etwa 22.30 Uhr

Mittwoch

Nach dem Aufwachen

Schlafprotokoll

Aufstehen

Zwischen 6.15 und 6.30 Uhr

Aktiv entspannt in den Tag

10 Minuten Qigong (siehe Seite 80)

Frühstück

Brötchen mit Zucchinicreme

2 TL Kürbiskerne | 1 kleiner Zucchino | 1 Knoblauchzehe | 1 kleine Zwiebel | 2 EL Rapsöl | 10 g Kresse | 3 EL Kürbiskernöl | Salz | Pfeffer aus der Mühle | 3 Vollkornbrötchen

1 Kürbiskerne in einer Pfanne ohne Fett anrösten, bis sie zu duften beginnen. Pfanne vom Herd nehmen. Den Zucchino waschen, putzen und würfeln. Knoblauch und Zwiebel schälen und fein hacken.
2 In einem Topf 2 EL Rapsöl erhitzen. Zucchiniwürfel mit Knoblauch und Zwiebel darin zirka 5 Minuten anbraten, dann zugedeckt bei schwacher Hitze in 15 Minuten weich schmoren.
3 Die geschmorten Zucchiniwürfel etwas abkühlen lassen, mit der verlesenen Kresse, dem Kürbiskernöl und den gerösteten Kürbiskernen mit dem Pürierstab fein pürieren. Mit Salz und Pfeffer abschmecken.
4 Die Brötchen halbieren und mit der Creme bestreichen.

TIPP: Nachts gedämpfte Beleuchtung
Wenn Sie nachts zur Toilette müssen, sorgen Sie für eine möglichst gedämpfte Beleuchtung im Flur und im Bad. Je heller es ist, desto wacher werden Sie.

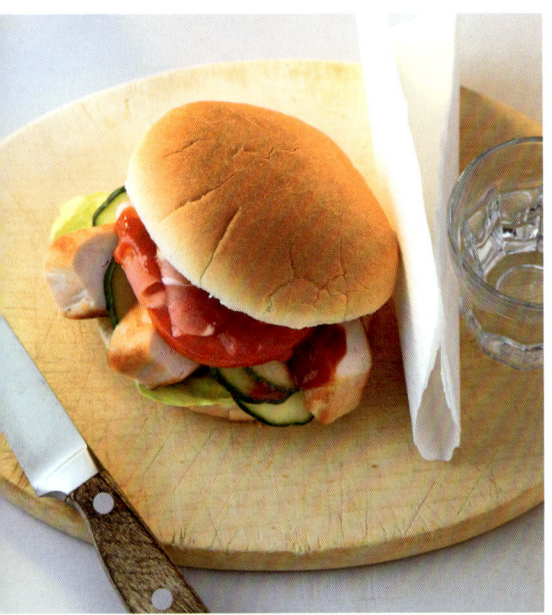

Der Hähnchenburger kann auch kalt gegessen werden. Verzichten Sie dann jedoch auf den Speck und nehmen Sie dafür etwas mehr Salat.

Mittagessen
Hähnchenburger

1 Tomate | 1 kleines Stück Salatgurke | 2 Hähnchenbrustfilets (á 150 g) | Salz | Pfeffer aus der Mühle | 2 EL Rapsöl | 2 Hamburger-Brötchen | 2 EL fettarme Mayonnaise | 2 große Salatblätter | 4 dünne Scheiben Frühstücksspeck | 4 EL Ketchup

1 Backofen auf 200° (Umluft 180°) vorheizen. Tomate und Gurke waschen, putzen und in Scheiben schneiden. Hähnchenbrustfilets waschen, trocken tupfen, mit Salz und Pfeffer würzen und im heißen Rapsöl von beiden Seiten braten.

2 Brötchen halbieren und mit der Schnittfläche nach unten im Backofen 3 bis 4 Minuten aufbacken. Herausnehmen.

3 Untere Hälften der Brötchen mit Mayonnaise bestreichen. Mit jeweils einem Salatblatt, einem Hähnchenbrustfilet, zwei Scheiben Speck und einigen Tomaten- und Gurkenscheiben belegen. Ketchup daraufgeben und mit der oberen Hälfte des Brötchens bedecken.

Nach Arbeitsschluss

Verabreden Sie sich mit einer Freundin/einem Freund zu einem kleinen Stadtbummel, ersatzweise für ein ausführliches Telefonat. Danach kochen und gemütlich essen.

Abendessen
Herzhafte Tomatencremesuppe

2 Zwiebeln | 2 kleine Möhren | 1 EL Rapsöl | 1 Dose passierte Tomaten | 1 EL Tomatenmark | 150 ml starke Gemüsebrühe | 4 EL Crème Fraîche | 6 Blätter Basilikum | Salz | Pfeffer aus der Mühle

1 Die Zwiebeln schälen und würfeln. Die Möhren waschen, schälen und fein hobeln.

2 Das Öl in einem Topf erhitzen und die Zwiebeln darin glasig düns-

ten. Die passierten Tomaten und das Tomatenmark einrühren, mit der Brühe ablöschen und zugedeckt 10 Minuten köcheln lassen.

3 Möhren zugeben und die Suppe weitere 10 Minuten köcheln lassen. Crème Fraîche einrühren. Basilikum fein schneiden. Die Suppe kräftig mit Salz und Pfeffer würzen und mit dem Basilikum bestreuen.

Entspannungsritual

Ab etwa 20.30 Uhr: Gönnen Sie sich selbst eine Fußmassage oder lassen Sie sich mit einer Rückenmassage verwöhnen.

Vor dem Einschlafen

Schlafprotokoll und Achtsamkeitsübung

Bettgehzeit

Ab etwa 22.30 Uhr

Donnerstag

Nach dem Aufwachen

Schlafprotokoll

Aufstehen

Zwischen 6.15 und 6.30 Uhr

Aktiv entspannt in den Tag

10 Minuten Selbsthypnose (siehe Seite 90)

Frühstück

Bunter Obstsalat

4 Erdbeeren | 6 weiße, kernlose Trauben | 1 Apfel | 1 Birne | 1 Banane | Agavendicksaft zum Süßen

1 Erdbeeren, Trauben, Apfel und Birne waschen und trocken schütteln. Den Strunk der Erdbeeren entfernen und diese vierteln, Trauben halbieren. Apfel und Birne vierteln, Kerngehäuse entfernen und würfeln. Die Banane schälen und in Scheiben schneiden

2 Das Obst vermengen und nach Belieben mit Agavendicksaft süßen.

TIPP: Schlafkissen mit Kräutern

Ein Schlafkissen hilft, sanft einzuschlummern. Dazu füllen Sie einen kleinen Kissenbezug aus Baumwolle (gibt es in jedem Bettengeschäft zu kaufen) mit Schlafkräutern: zum Beispiel je 150 Gramm Melisse, Hopfenzapfen und Kamillenblüten. Legen Sie es unter Ihr Kopfkissen.

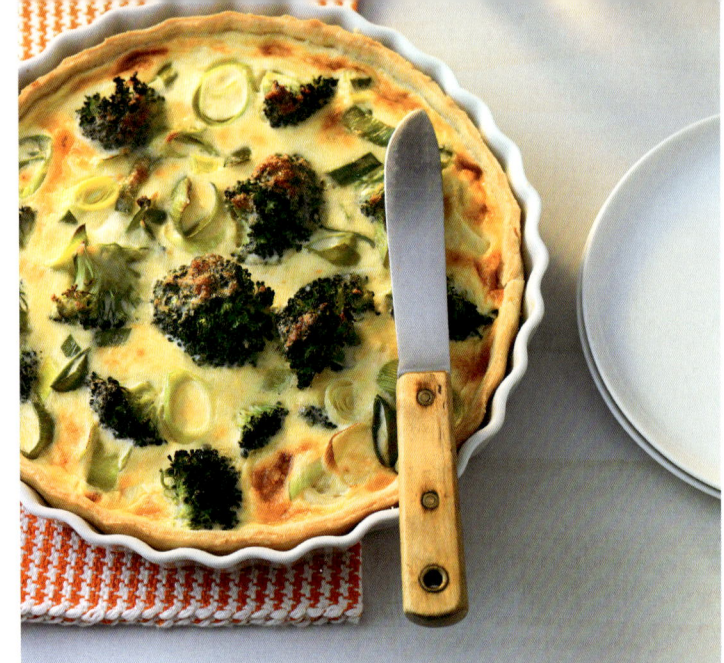

Wenn es einmal sehr schnell gehen soll: frischen Blätterteig aus dem Supermarkt verwenden – diesen müssen Sie nur in die Form setzen.

Mittagessen
Brokkoli-Lauch-Quiche

250 g Mehl | 125 g kalte Butter | 4-5 EL Wasser | 5 Eier (Größe M) | Salz | 300 g Brokkoli | 2 dünne Stangen Lauch | 50 g Parmesan | 150 g Bergkäse | 150 g Schmand | 50 ml Milch | 50 ml Schlagsahne | Pfeffer aus der Mühle | frisch geriebene Muskatnuss

1 Das Mehl sieben und mit 100 g Butter (in Flocken), Wasser, 1 Ei und ½ TL Salz verkneten. Den Teig zugedeckt 30 Minuten in den Kühlschrank stellen.

2 Inzwischen den Brokkoli putzen und in Röschen teilen. In kochendem Salzwasser ungefähr 2 Minuten garen, abschrecken und gut abtropfen lassen. Lauch putzen und die Stangen in Ringe schneiden. In restlicher Butter kurz andünsten und etwas abkühlen lassen. Parmesan und Bergkäse reiben und mit 4 Eiern, Schmand, Milch und Sahne vermischen. Brokkoli und Lauch unterheben. Mit Salz, Pfeffer und Muskatnuss würzen.

3 Ofen auf 200° (Umluft: 180°) vorheizen. Den Teig dünn ausrollen und eine Backform von 30 cm Ø damit auskleiden. Dabei einen ungefähr 4 cm hohen Rand formen. Die Brokkoli-Lauch-Masse einfüllen. Die Quiche im Ofen auf mittlerer Schiene in 35 Minuten goldgelb backen. Die Reste der Quiche halten sich zugedeckt ein bis zwei Tage im Kühlschrank.

Nach Arbeitsschluss

Ein günstiger Tag, um ins Fitnessstudio zu gehen und sich ordentlich auszupowern. Danach kochen und gemütlich essen.

Abendessen

Paprikaschnitzel

1 Paprikaschote | 1 Zwiebel | 1 Knoblauchzehe | 2 Schweineschnitzel (à 125 g) | Salz | Pfeffer aus der Mühle | 125 g Sahne | 1 TL Speisestärke | 3 EL Rapsöl | 2 TL Paprikapulver edelsüß | ½ TL Paprikapulver rosenscharf | ½ TL Currypulver | 2 EL Tomatenmark | 75 ml Gemüsebrühe

1 Die Paprikaschote waschen, putzen und in Streifen schneiden. Zwiebel und Knoblauch schälen und würfeln. Die Schnitzel waschen, trocken tupfen und leicht klopfen. Mit Salz und Pfeffer würzen. Die Sahne mit der Speisestärke glatt rühren.

2 2 EL Öl in eine Pfanne geben, sehr heiß werden lassen. Die Schnitzel im heißen Öl pro Seite zirka 2 Minuten anbraten. Vom Herd nehmen und in Alufolie warm halten.

3 Restliches Öl in die Pfanne geben, Zwiebel und Knoblauch unter Rühren goldgelb anbraten. Die Paprikastreifen untermischen und alles 5 Minuten dünsten. Paprika- und Currypulver sowie Tomatenmark, Gemüsebrühe und Sahne unterrühren. Aufkochen und etwas einkochen lassen. Mit Salz und Pfeffer würzen. Die Schnitzel auf Tellern anrichten und mit der Paprikasauce übergießen. Dazu passt ein kleiner gemischter Salat.

Entspannungsritual

Ab etwa 20.30 Uhr: Schon lange nicht mehr geschmökert? Dann tun Sie es doch einfach heute. Und genießen Sie dabei ein gutes Gläschen Rotwein und ein oder zwei Rippen dunkle Schokolade.

Vor dem Einschlafen

Schlafprotokoll und Autogenes Training

Bettgehzeit

Ab etwa 22.30 Uhr

TIPP: Ein neues Buch kaufen?

Müssen Sie vermutlich nicht. Nehmen Sie eines vom Stapel jener Bücher, die Sie immer schon oder wieder einmal lesen wollten.

Freitag

Nach dem Aufwachen

Schlafprotokoll

Aufstehen

Zwischen 6.15 und 6.30 Uhr

Aktiv entspannt in den Tag

10 Minuten Yoga (siehe Seite 78)

Frühstück
Erdbeersmoothie

150 g Erdbeeren | 200 ml Reisdrink | 100 ml Zitronensaft | 2 EL Haferflocken | 2–3 EL Zucker

1 Erdbeeren waschen, trocken tupfen, putzen und kleinschneiden. Zusammen mit dem Reisdrink in ein hohes Gefäß geben und mit dem Pürierstab zerkleinern.

2 Zitronensaft, Haferflocken und Zucker zugeben und erneut kurz pürieren. Auf zwei hohe Gläser verteilen.

Mittagessen
Kräuterseelachs mit Kartoffelsalat

Für den Kräuterfisch: 20 g Rucola | 10 g Kresse | 1 halbe Scheibe Toastbrot | 2 EL Mascarpone | 2 EL frisch geriebener Parmesan | Salz | Pfeffer aus der Mühle | 2 Seelachsfilets (à 150 g) | 1 EL Zitronensaft | 2 EL Rapsöl

Für den Kartoffelsalat: 500 g vorwiegend festkochende Kartoffeln | 1 halbes Bund Frühlingszwiebeln | $\frac{1}{8}$ l Gemüsebrühe | $\frac{1}{2}$ TL süßer Senf | $\frac{1}{2}$ TL scharfer Senf | 2 TL Weißweinessig | 2 EL Rapsöl | Salz | Pfeffer aus der Mühle

1 Für den Fisch Backofen auf 200° (Umluft 180°) vorheizen. Rucola und Kresse waschen, trocken tupfen und fein hacken. Toastbrot zerteilen, mit Mascarpone, Parmesan, Kresse und Rucola verrühren, bis eine glatte Masse entsteht. Salzen und pfeffern.

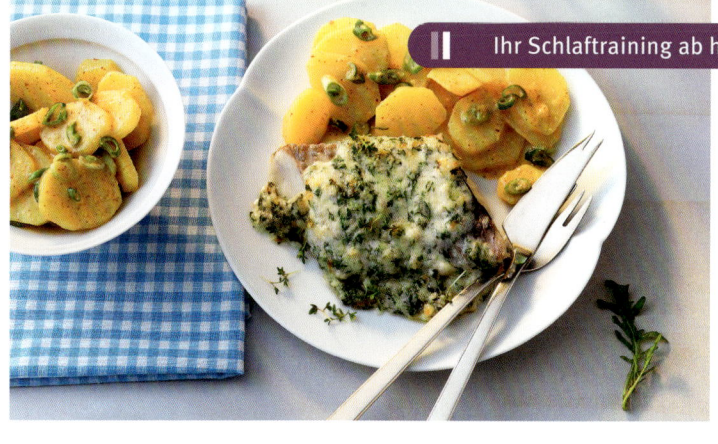

Sie können in zwei Etappen kochen: Bereiten Sie den Kartoffelsalat am Vortag und den Fisch als Eiweißlieferant mit den Kräutern frisch zu.

2 Ein Backblech mit Backpapier auslegen. Die Fischfilets waschen und trocken tupfen. Mit Zitronensaft, Salz und Pfeffer würzen. Den Fisch auf das Backblech legen und mit der Mascarponemasse bestreichen. Mit dem Öl beträufeln und im Ofen zirka 10 Minuten gar werden lassen.

3 Für den Kartoffelsalat die Kartoffeln mit der Schale in heißem Wasser in zirka 30 Minuten gar kochen. Schälen und in Scheiben schneiden. Die Frühlingszwiebeln putzen, in dünne Röllchen schneiden und zu den Kartoffeln geben.

4 Die Brühe erhitzen, mit beiden Sorten Senf, Essig, Öl, Salz und Pfeffer verrühren. Brühe über die Kartoffeln gießen und 1 Stunde durchziehen lassen. Den Salat mit Salz und Pfeffer abschmecken.

Nach Arbeitsschluss

Entspannen Sie sich mit Ihrer Lieblings-CD auf dem Sofa und freuen Sie sich auf das bevorstehende Wochenende. Danach kochen und gemütlich essen.

Abendessen
Gefüllte Zucchini

3 Zucchini (à 200 g) | 1 kleine Zwiebel | 1 Knoblauchzehe |
2 EL Rapsöl | Salz | Pfeffer aus der Mühle | 6 Blätter Basilikum |
150 g Mascarpone | 100 g geriebener Pecorino | 1 EL gemahlene
Mandeln | 1 Ei (Größe S)

1 Zucchini waschen, putzen und längs halbieren. Die Hälften mit einem Teelöffel aushöhlen. Die Hälfte des ausgelösten Fruchtfleisches mit dem Messer zerkleinern, den Rest anderweitig verwenden.

2 Zwiebel und Knoblauch schälen, klein würfeln. 1 EL Öl in einer Pfanne erhitzen. Zwiebel mit dem Fruchtfleisch der Zucchini bei mittlerer Hitze ungefähr 8 Minuten anbraten. Den Knoblauch dazugeben, mit Salz und Pfeffer würzen. Den Topf vom Herd nehmen und das Zucchinifleisch abkühlen lassen.

3 Basilikum waschen, trocken schütteln und die Blättchen fein hacken. Mascarpone mit 60 g geriebenem Pecorino, Mandeln, Ei, abgekühltem Zucchinifleisch und gehacktem Basilikum vermischen. Mit Salz und Pfeffer abschmecken.

4 Den Backofen auf 180° (Umluft 160°) vorheizen. Zucchinihälften mit der Mascarponemasse füllen. Mit dem restlichen Käse bestreuen und mit 1 EL Öl beträufeln. Im Ofen zirka 40 Minuten garen, bis die Oberfläche goldgelb gebräunt ist.

Entspannungsritual

Ab etwa 20.30 Uhr: Keine Lust auf Oper, Theater & Co, weil Sie von der Woche einfach zu müde sind? Kein Problem, holen Sie sich per DVD die Bühnen der Welt ins Haus. Dazu gibt es ein Glas Prosecco und danach eine anregende Diskussion.

Vor dem Einschlafen

Schlafprotokoll und Progressive Muskelrelaxation

Bettgehzeit

Nach Belieben

Samstag

Nach dem Aufwachen

Schlafprotokoll

Aufstehen

Nach Belieben. Heute dürfen Sie ohne schlechtes Gewissen so richtig in den Tag hineinträumen

Aktiv entspannt in den Tag

10 Minuten bewusstes Atmen (siehe Seite 76)

TIPP: Entspannung an der frischen Luft
Gehen Sie Ihre Freizeitgestaltung bewusst entspannt an. Wichtig sind auch heute körperliche Aktivität und frische Luft. Übertreiben Sie es aber mit solchen Terminen und Unternehmungen nicht, sonst wird der erste Wochenendtag zur Stressveranstaltung.

Frühstück
Pumpernickel mit Tomatenbutter

2 Knoblauchzehen | 125 g weiche Butter in Flocken | 3 EL Tomatenmark | 6 Blätter Basilikum | 10 g Kresse | Salz | Pfeffer aus der Mühle | 4 Scheiben Pumpernickel

1 Den Knoblauch schälen und ganz fein würfeln. Zusammen mit den Butterflocken und dem Tomatenmark in eine Schüssel geben und mit dem Handrührgerät zu einer glatten Masse verrühren.

2 Basilikum und Kresse waschen, trocken schütteln und fein hacken. Zu der Buttermasse geben, damit vermengen, salzen und pfeffern. Die Pumpernickelscheiben großzügig damit bestreichen. Die Tomatenbutter hält sich im Kühlschrank zugedeckt mehrere Tage.

Vormittags
Shopping/Erledigungen für das Wochenende

Mittagessen
Champignonrisotto

1 Zwiebel | 1 Knoblauchzehe | 125 g Champignons aus dem Glas | 2 EL Rapsöl | 200 g Risottoreis | 125 ml trockenen Weißwein | 500 ml Gemüsebrühe | 6 Blätter Basilikum | 3 EL frisch geriebenen Pecorino | 1 TL grünes Pesto aus dem Glas | Salz | Pfeffer aus der Mühle

1 Zwiebel und Knoblauch schälen und fein würfeln. Champignons putzen und ebenfalls würfeln.

2 1 EL Öl in einer Pfanne erhitzen. Zwiebel und Knoblauch mit den Champignons darin andünsten. Den Reis dazugeben und mit dem Weißwein ablöschen.

3 Den Reis im offenen Topf 20 bis 30 Minuten bei mittlerer Hitze garen. Währenddessen unter häufigem Rühren nach und nach die Gemüsebrühe zugeben.

4 Das Basilikum waschen, trocken tupfen und fein hacken. Mit dem Pecorino, dem Pesto und dem restlichen Öl unter den bissfest gegarten Reis rühren. Mit Salz und Pfeffer würzen.

ALS ALTERNATIVE
Statt Pumpernickel können Sie auch ein Vollkornroggenbrötchen essen. Falls Sie es am Vortag gekauft haben, kurz im Backrohr aufbacken. Knusprig schmeckt es besonders lecker.

Nachmittags

Egal, ob ein Brett- oder Kartenspiel – beides entspannt und spornt an zugleich. Oder gehen Sie lieber Ihrem Hobby nach: Malen, Töpfern, im Garten arbeiten oder in der Werkstatt basteln? Vielleicht holen Sie wieder einmal Ihr Musikinstrument hervor. Tun Sie das, wonach Ihnen der Sinn steht.

Abends

Der richtige Tag für das Genusstraining: Bereiten Sie gemütlich den Salat zu. Gönnen Sie sich einen ganz besonderen Abend. Gehen Sie aus, vielleicht zum Tanzen, oder genießen mit Freunden ein paar gesellige Stunden zu Hause.

Abendessen

Feldsalat mit Parmesan und Birne

1 gehäufter EL Pinienkerne | etwa 15 halbe Walnüsse | 6 EL Kürbiskernöl | 1 TL Waldhonig | 1 TL mittelscharfer Senf | 1 EL weißer Balsamico-Essig | 1 Prise Salz | ½ Kopf Friséesalat | 100 g Feldsalat | 1 große Birne | 50 g Parmesan am Stück

Der Salat schmeckt nicht nur fruchtig frisch und versorgt Sie mit vielen Vitaminen. Wegen der Nüsse senkt er sogar das Risiko für Herzerkrankungen.

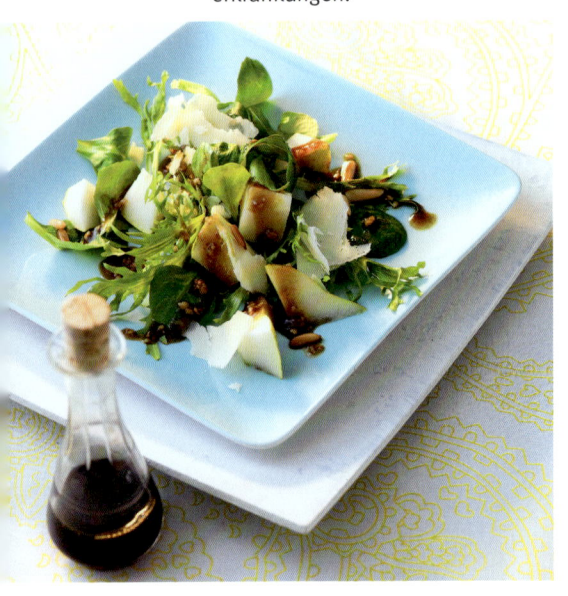

1 Pinienkerne in einer heißen Pfanne ohne Fett goldbraun werden lassen, dabei die Kerne mehrmals wenden. Pfanne vom Herd nehmen, beiseitestellen.

2 Walnüsse mit einem Messer oder Pürierstab fein zerkleinern. In einer Schüssel mit Öl, Honig, Senf, Essig und Salz verrühren.

3 Den Friséesalat in mundgerechte Stücke zupfen, den Feldsalat putzen. Die Salate kurz waschen und trocken schleudern. Die Birne gut waschen, vierteln, das Kerngehäuse entfernen und die Birne würfeln. Zusammen mit den Salaten in zwei Schälchen anrichten.

4 Parmesan in dünne Späne hobeln, auf den Salat geben. Die gerösteten Pinienkerne darüberstreuen. Zum Schluss mit dem Dressing beträufeln.

Vor dem Einschlafen
Schlafprotokoll und Autogenes Training

Bettgehzeit
Nach Belieben

Sonntag
Nach dem Aufwachen
Schlafprotokoll

Aufstehen
Nicht zu spät, damit Sie Ihren freien Tag so lange wie möglich genießen können

Aktiv entspannt in den Tag
10 Minuten Qigong (siehe Seite 80)

Frühstück
Laugenbrötchen mit schneller Himbeerkonfitüre
500 g Himbeeren | 250 g Gelierzucker (2:1) | 1 Päckchen Vanillezucker | 1 Päckchen Zitronensäure (5 g) | 3 Laugenbrötchen

1 Himbeeren waschen, trocken tupfen und verlesen. In ein hohes Rührgefäß geben.
2 Gelierzucker, Vanillezucker und Zitronensäure dazugeben, mit dem Pürierstab fein pürieren. Dann mit einem Handrührgerät zirka 15 bis 20 Minuten lang rühren, bis sich der Zucker komplett aufgelöst hat und die Konfitüre andickt.
3 Die Laugenbrötchen halbieren und mit dem frischen Himbeeraufstrich bestreichen. Die restliche Konfitüre in sterile Gläser mit Schraubverschluss füllen und im Kühlschrank aufbewahren. Hält sich ungefähr einen Monat.

Vormittags
Gestalten Sie den Vormittag ganz nach Belieben, am besten jedoch möglichst aktiv.

TIPP: Warmes Fußbad aus Kräutern
Ein warmes Fußbad (maximal 33°) tut gut, hilft bei niedrigem Blutdruck und kalten Füßen. Füllen Sie dazu einen Eimer mit einem Liter heißen Kamillentee oder einem Aufguss aus Lavendelblüten. Gießen Sie so viel kaltes Wasser nach, bis die gewünschte Temperatur erreicht ist. Steigern Sie dann langsam die Temperatur, indem Sie heißes Wasser nachgießen. Danach gut abtrocknen, warme Socken anziehen und schnell ab ins Bett.

Mittagessen
Fleischbällchen in Tomatensauce

Für die Tomatensauce: 50 ml trockener Weißwein | 1 TL Speisestärke | 1 Packung passierte Tomaten (500 g) | 50 ml Gemüsebrühe | Salz | Pfeffer aus der Mühle | ½ TL Cayennepfeffer | 1 TL Paprikapulver edelsüß | 1 TL Paprikapulver rosenscharf | 2 EL Tomatenmark
Für die Fleischbällchen: 1 kleine Zwiebel | 1 Knoblauchzehe | 3 EL Rapsöl | 250 g Rinderhackfleisch | 1 Ei (Größe S) | 1 TL Salz | Pfeffer aus der Mühle | 2 TL Paprikapulver edelsüß | 1 TL Paprikapulver rosenscharf | 1 EL gemahlene Walnüsse | 1 EL Semmelbrösel | 1 TL getrockneter Oregano

1 Für die Tomatensoße den Wein mit der Speisestärke glatt verrühren. Die passierten Tomaten in einen Topf geben, Wein und Brühe unterrühren, salzen und pfeffern. Cayennepfeffer, beide Sorten Paprikapulver und Tomatenmark zugeben, gut unterrühren. Tomatensauce im halb zugedeckten Topf ungefähr 15 Minuten bei geringer Hitze köcheln lassen.
2 Für die Fleischbällchen Zwiebel und Knoblauch schälen und fein hacken. 1 EL Öl in der Pfanne erhitzen, beides darin bei geringer Hitze kurz dünsten, vom Herd nehmen und abkühlen lassen. Hackfleisch und Ei in eine Schüssel geben, mit dem Salz und Pfeffer würzen. Beide Sorten Paprikapulver, Walnüsse, Semmelbrösel und Oregano zugeben und alles kräftig durchkneten, bis eine glatte Mischung entsteht. Zwiebeln und Knoblauch unterkneten.
3 Tomatensauce abschmecken und eventuell noch Tomatenmark zugeben, sollte die Sauce zu flüssig sein.
4 Aus der Hackfleischmasse tischtennisballgroße Bällchen formen. Übriges Öl in einer beschichteten Pfanne erhitzen. Die Bällchen darin rundum anbraten, dann in die Tomatensauce legen und etwa 15 Minuten bei geringer Hitze garen. Dazu passt gekochter Reis.

Nachmittags
Machen Sie zum Wochenendausklang mit Ihrem Partner/Ihrer Partnerin einen ausgedehnten Nachmittagsspaziergang in der freien Natur. Oder unternehmen Sie einen Ausflug ins nahe Umland. Genießen Sie ein paar Stunden in Muße, ganz ohne Hektik.

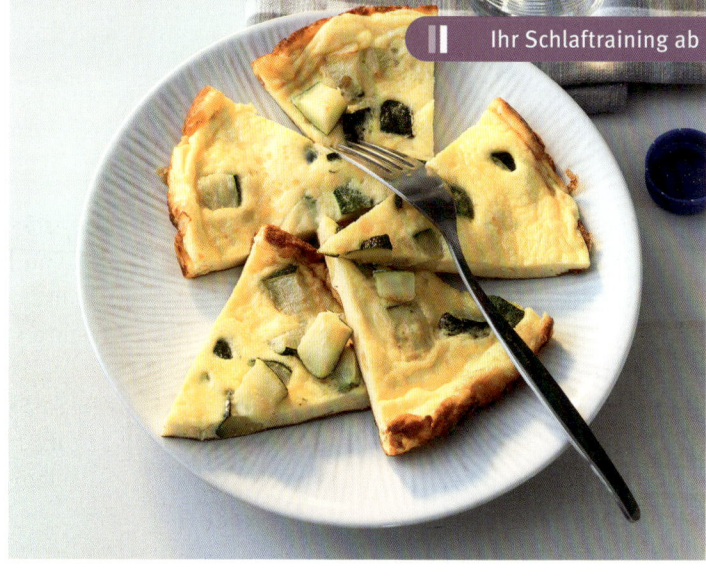

Das Zucchiniomelett bereitet kaum Mühe und ist deshalb ideal als Ausklang für das Wochenende.

Abendessen
Zucchiniomelett

4 Eier (Größe M) | 2 EL Schmand | 40 g geriebener Emmentaler | Salz | Pfeffer aus der Mühle | 1 Zucchino | 1 kleine Zwiebel | 4 EL Rapsöl

1 Den Backofen auf 100° (Umluft 80°) vorheizen. Die Eier mit Schmand, Emmentaler, Salz und Pfeffer zu einer glatten Masse verrühren. Den Zucchino waschen, putzen und in kleine Würfel schneiden. Zwiebel waschen, häuten und ebenfalls würfeln. 2 EL Öl in einer Pfanne erhitzen. Zucchiniwürfel mit der Zwiebel zirka 6 Minuten darin anbraten. Beiseitestellen.

2 Das restliche Öl in einer ofenfesten Pfanne erhitzen. Die Eimasse hineingeben, die gebratenen Zucchini darauf verteilen und alles zugedeckt bei mittlerer Hitze 4 Minuten braten.

3 Die Pfanne in den Ofen schieben. Das Omelett weitere 4 Minuten backen. Omelett auf einen großen Teller geben und in Stücke schneiden.

Vor dem Einschlafen
Schlafprotokoll und Achtsamkeitsübung (siehe Seite 90 f.)

Bettgehzeit
Etwa gegen 22.30 Uhr

Bücher, die weiterhelfen

Breuer, Reinhard u. a.:
Schlaf. Ein Phänomen und seine Störungen
Spektrum der Wissenschaft Spezial 3/09

Hölker, Dr. med. Ralf Maria:
Wege in die Entspannung + Gesunder Schlaf
Audio-CD

Kümmerle, Dr.med. Susanne:
Mit Genuss gesund alt werden – warum Verzicht nicht alles ist
Bonnevie Verlag

Rossbach, Gabriele:
Endlich wieder gut schlafen
O. W. Barth

Zulley, Jürgen:
So schlafen Sie gut!
Zabert Sandmann

BÜCHER AUS DEM GRÄFE UND UNZER VERLAG

Cheung, Awai:
Die Qi Formel. Die 5 Geheimnisse der inneren Zufriedenheit

Daiker Ilona:
Gelassen wie ein Buddha. Meditationen und Achtsamkeitsübungen für 52 Wochen

Engelbrecht, Sigrid:
Lass dich nicht vereinnahmen. Die beste Strategie, sich von den Ansprüchen anderer zu befreien

Engelbrecht, Sigrid:
Lass los, was deinem Glück im Wege steht

Grasberger, Delia:
Autogenes Training (mit CD)

Hainbuch, Dr. Friedrich:
Progressive Muskelentspannung (mit CD)

Mannschatz Marie:
Meditation. Mehr Klarheit und innere Ruhe (mit CD)

Pape, Dr. med. Detlef; Schwarz, Dr. med. Rudolf; Trunz-Carlisi, Elmar; Gillessen, Helmut:
Schlank im Schlaf

Pape, Dr. med. Detlef; Schwarz, Dr. med. Rudolf; Trunz-Carlisi, Elmar; Gillessen, Helmut:
Schlank im Schlaf für Berufstätige

Pohle, Rita; Hoetzel, Orlando:
Lass los, was deine Seele belastet

Waesse, Harry; Kyrein, Martin:
Yoga für Einsteiger

Adressen, die weiterhelfen

Gesundheitsmanagement

Jürgen Schuster
Am Bahnhof 1
87757 Kirchheim
Telefon +49 (0)82 66869866
Mobil + 49 (0)172 8128614
www.schlaftraining-schuster.de

Dr. med. Susanne Kümmerle

Fachklinik Oberstdorf
Wasachstraße 41
87561 Oberstdorf
www.gesundes-altwerden.de

Bundesverband Schlafapnoe Deutschland (BSD) e.V.

Kettelerstraße 54
58099 Hagen
www.bsd-web.de

RLS e.V.
Deutsche Restless Legs Vereinigung

Schäufeleinstraße 35
80687 München
www.restless-legs.org
(mit Link zu Selbsthilfegruppen in allen Bundes-
ländern)

VdK-Fachverband Schlafapnoe/ Chronische Schlafstörungen

Wurzerstraße 4a
53175 Bonn
www.vdk-schlafapnoe.de

Deutsche Akademie für Gesundheit und Schlaf

Telefon 0941 9428271
Sprechzeiten Montag bis Donnerstag
von 9.00 bis 11.00 Uhr

LINKS, DIE WEITERHELFEN

www.awaicheung.de

»Nur wer sich bewegt, kann etwas bewegen.«
Informationen zu asiatischer Bewegungslehre
mit Kursangeboten

www.dgsm.de

Deutsche Gesellschaft für Schlafforschung und
Schlafmedizin (medizinisch-wissenschaftliches
Informationsangebot mit Link zu Schlaflaboren
in Deutschland)

www.qualimedic.de

Nützliche Fachinformationen und Links zu
Schlaflaboren in Deutschland, nach PLZ sortiert

www.restless-legs.at

Dachverband Österreich mit vielen nützlichen
Links

www.restless-legs.ch

Fachartikel und Studien sowie Links zu Selbsthilfegruppen

www.schlafgestoert.de

Informationen und Forum für Betroffene

www.schlafmedizin.at

Österreichische Gesellschaft für Schlaf-Medizin
und Schlafforschung mit Informationen und
Adressen von Schlaflaboren in Österreich

www.swiss-sleep.ch

Schweizerische Gesellschaft für Schlafforschung,
Schlafmedizin und Chronobiologie mit Informationen und Adressen von Schlaflaboren
in der Schweiz

Sachregister

Rezeptregister

Impressum

Projektleitung: Nikola Hirmer

Lektorat: Rita Maria Güther

Layout: independent Medien-Design, Horst Moser, München

Herstellung: Petra Roth

Satz: Christopher Hammond

Reproduktion: Repro Ludwig, Zell am See

Druck: Firmengruppe APPL, aprinta druck, Wemding

Bindung: Firmengruppe APPL, sellier druck, Freising

ISBN 978-3-8338-1820-2

2. Auflage 2011

Bildnachweis

Cover: Composing (Vario Images; Getty)

Fotoproduktion: Nicolas Olonetzky (Innenteil und U4 links)

Rezeptbilder/Fotoproduktion: Jörn Rynio

Weitere Fotos: A1 Pix: S. 43; Corbis: S. 3, S. 62; F1 online: S. 38; Getty: U2, S. 84 (rechts); Jalag Syndication: S. 72; Joker: S. 8; Jump: U4 (rechts); Jupiter: S. 2, S. 19; Masterfile: S. 102; Mauritius: S. 30, S. 64; Nicolas Olonetzky: S. 6, S. 50; Picturepress: S. 28; Stockfood: S. 84 (links)

Illustrationen: Nadine Schurr

Syndication: www.jalag-syndication.de

Umwelthinweis

Dieses Buch wurde auf chlorfrei gebleichtem Papier gedruckt. Um Rohstoffe zu sparen, haben wir auf Folienverpackung verzichtet.

Wichtiger Hinweis

Die Gedanken, Methoden und Anregungen in diesem Buch stellen die Meinung bzw. Erfahrung des Verfassers dar. Sie wurden vom Autor nach bestem Wissen erstellt und mit größtmöglicher Sorgfalt geprüft. Sie bieten jedoch keinen Ersatz für persönlichen kompetenten medizinischen Rat. Jede Leserin, jeder Leser ist für das eigene Tun und Lassen auch weiterhin selbst verantwortlich. Weder Autor noch Verlag können für eventuelle Nachteile oder Schäden, die aus den im Buch gegebenen praktischen Hinweisen resultieren, eine Haftung übernehmen.

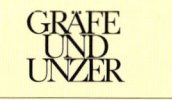

GRÄFE UND UNZER
Ein Unternehmen der
GANSKE VERLAGSGRUPPE

Die GU-Homepage finden Sie im Internet unter www.gu.de

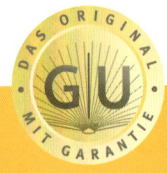

Unsere Garantie

Mit dem Kauf dieses
Buches haben Sie sich für
ein Qualitätsprodukt ent-
schieden. Wir haben alle
Informationen in diesem
Ratgeber sorgfältig und
gewissenhaft geprüft.
Sollte Ihnen dennoch ein
Fehler auffallen, bitten wir
Sie, uns das Buch mit dem
entsprechenden Hinweis
zurückzusenden. Gerne
tauschen wir Ihnen den
GU-Ratgeber gegen einen
anderen zum gleichen
oder zu einem ähnlichen
Thema um.

Liebe Leserin und lieber Leser,

wir freuen uns, dass Sie sich für ein GU-Buch entschieden
haben. Mit Ihrem Kauf setzen Sie auf die Qualität, Kompetenz
und Aktualität unserer Ratgeber. Dafür sagen wir Danke!
Wir wollen als führender Ratgeberverlag noch besser werden.
Daher ist uns Ihre Meinung wichtig. Bitte senden Sie uns
Ihre Anregungen, Ihre Kritik oder Ihr Lob zu unseren Büchern.
Haben Sie Fragen oder benötigen Sie weiteren Rat zum Thema?
Wir freuen uns auf Ihre Nachricht!

GRÄFE UND UNZER VERLAG
Leserservice
Postfach 86 03 13
81630 München

Wir sind für Sie da!
Montag–Donnerstag: 8.00–18.00 Uhr
Freitag: 8.00–16.00 Uhr
Tel.: 0180 - 5005054*
Fax: 0180 - 5012054*
E-Mail: leserservice@graefe-und-unzer.de

*(0,14 € / Min. aus dem dt. Festnetz,
 Mobilfunkpreise maximal 0,42 € / Min.)

Neugierig auf GU?
Jetzt das GU Kundenmagazin und die
GU Newsletter abonnieren.

Wollen Sie noch mehr Aktuelles von GU erfahren,
dann abonnieren Sie unser kostenloses GU Magazin
und/oder unseren kostenlosen GU-Online-Newsletter.
Hier ganz einfach anmelden:
www.gu.de/anmeldung

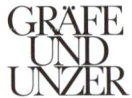

Ein Unternehmen der
GANSKE VERLAGSGRUPPE